临证舌诊录

编　著　张　坚

主　审　薛建国

 天津出版传媒集团

天津科技翻译出版有限公司

图书在版编目(CIP)数据

临证舌诊录/张坚编著. —天津:天津科技翻译出版有限公司,
2017.4

ISBN 978 – 7 – 5433 – 3677 – 3

Ⅰ.①临… Ⅱ.①张… Ⅲ.①舌诊 Ⅳ.①R241.25

中国版本图书馆 CIP 数据核字(2017)第 058073 号

出　　版:天津科技翻译出版有限公司
出 版 人:刘 庆
地　　址:天津市南开区白堤路 244 号
邮政编码:300192
电　　话:(022)87894896
传　　真:(022)87895650
网　　址:www.tsttpc.com
印　　刷:天津市银博印刷集团有限公司
发　　行:全国新华书店
版本记录:635×940　32 开本　3.75 印张　20 千字
　　　　　2017 年 4 月第 1 版　2017 年 4 月第 1 次印刷
　　　　　定价:48.00 元

序言一

中医学认为,舌与内脏密切相关,舌象是脏腑功能在舌上的客观反映,察舌是中医诊察疾病的重要手段。自古以来,察舌就受到历代医家的重视,早在秦汉之时,《黄帝内经》《伤寒论》中就有记载,及至金元有《敖氏伤寒金镜录》之舌诊专著问世,迨至明清温病学派之兴起,对辨舌尤为重视,民国时期更有20余种舌诊专著问世。直至现今,舌象已成为诸如八纲辨证、病因辨证、脏腑辨证、六经辨证、卫气营血辨证、三焦辨证等各种辨证方法的重要指标,用于判断正气之盛衰、病邪之深浅、病情之进退、疾病之转归和预后。舌诊已成为中医诊断体系中不可或缺的重要部分,是从医者应当深入研究、继承发扬的中医特色技能之一。

有鉴于此,弟子张坚,敏而好学,多闻博记;临证之时,重视察舌;先用手机摄录,后又结合病证,舌病互参,据舌析证;衷中参西,辅以己验;形成博文,发于微信;文字简约,舌像直观,图文并茂,通俗易懂,粉丝者众,赞赏者多。坚受鼓励,集舌不止,笔耕不辍,集腋成裘,结集成书,名《临证舌诊录》。有慧眼者,感其勤奋,赞其图文,助其出版。索序于余,乐而为之。冀是书之出版,既利于中医舌诊之传承发展,又助天下苍生之养生保健。

薛建国

写于丁酉春

序言二

　　舌诊是中医望诊必不可少的重要环节，为中医诊断疾病最具特色的诊法。舌象之变化能客观准确地反映脏腑之虚实、邪正之盛衰、气血津液之盈亏、病位之浅深，对于预后好坏之判断，患者体质之辨识亦为重要，是中医临床诊断、辨证、处方的重要依据之一。《难经》曰："望而知之谓之神，闻而知之谓之圣，问而知之谓之工，切脉而知之谓之巧。"可见望舌的诊断价值与地位。著名中医学家、国医大师周仲瑛教授一贯倡导"中医学生应该早临床、多临床"。

　　本书作者张坚君，矢志中医，孜孜不倦，基础理论扎实，衷中参西，勇于实践。边跟师学习，边自己实践，持之以恒，将临证之舌象资料保存收集，从中精选汇总整理而著《临证舌诊录》。全书内容丰富而精要，继承了中医舌诊的传统特色，结合当下社会所变，又有所变通，执简驭繁，文字精炼，图片真实，语言诙谐，通俗易懂。本书将中医舌诊具体形象地展现给读者，可供同道临床诊疗参考，也有助于中医学习者和爱好者理解、领会和掌握舌诊。

张卫华

2017 年 3 月 1 日于南京

前　言

　　舌诊对于中医来说具有很重要的作用,无论是诊断、处方用药,还是判断预后,都是重要的参考指标。临床学习之初,我就重视舌诊的学习。这两年有意无意拍摄了很多舌像图片,本来是作为自己学习和科普的素材,没想到越集越多,最后能集结成书跟大家见面。

　　书中很多内容是发布在微信公众平台分享给网友的,有的地方措辞有些随意,不太严谨;又由于是第一次写书,所以存在很多问题。与编辑讨论后,几经修改,终于达到出版要求。同时这半年发布在微信公众平台的舌诊系列文,网友反馈了很多意见,也发出了很多疑问。这里主要对这些疑问做一些解释。

　　1.舌诊文是如何写出的?

　　很多网友问我,如何写出这样的舌诊文章的? ——很实用,很不一样! 科班出身的说:"跟教科书上写的不一样嘛。"中医爱好者说:"跟我们看过的市面上的其他舌诊著作都不一样嘛。"这样的文章是如何写出来的? 拍摄舌像图片有很长时间了, 但是写舌诊系列文是源自一次偶然。一次偶然的机会我做了一次阶段性的舌诊心得的总结,上传到了网上,没想到被大家疯转,好评一片。我这才意识到大家跟我一样觉得舌诊很重要,但是做资料收集和归纳总结的很少。于是我就受到了鼓舞,继续做了这样的事情。至于书中内容,部分理论参考的是我上大学时候学习的教材,但是没有照搬教材,而是结合了导师薛建国教授和自己的临床体会。还有部分理论源于自己平时的观察与总结,这是一个与认识事物相同的过程,从特殊到一般,从一般到特殊的归纳总结过程。简单来说,就是收集了大量的临床资料,观察到了这些患者之间的共同点与不同点,形成了自己的经验。书不厚,薄薄的一本,因为我的临床经验很有限,但是这些全是我这两年观察和思考的结晶。

2.为什么不写处方用药?

很多人问我为什么不写方剂,只看到很多舌头治疗前后的显著差别,但是你用了什么方子呢? 这些舌像是我这两年拍摄的,以前光想着做临床观察,没有想过出书,也没有保留以前开具的处方,只记得大概的处方思路了,具体的方剂早就记不得了。学中医的人会有这样的体会和感觉, 初学中医的时候特别热衷于一招一式的学习, 就是要记住方剂。等层次有所提高以后,发现掌握方法比记住具体的方剂更重要,正所谓方随法出,定了理法,自然方剂就有了。层次更高的人,把握的是疾病变化的趋势,掌握用药的大方向,方向抓得准,怎么用药都有效。同时,之所以不写方剂的原因,是我觉得是药三分毒,很多中医爱好者和初学者很狂热,会对着书自己对号入座,有方子就拿那个方子去抓药自己吃了,我觉得处方用药这样专业的事情还是交给医生吧。

3.老百姓学习舌诊有什么用?

我觉得舌诊不仅对于中医作用巨大,老百姓也应该学习学习舌诊。我觉得,医生学习舌诊最基本的是掌握寒热大方向,老百姓学习舌诊最基础的是定个良恶大方向,看到舌头大概心里有数:舌头看上去很不干净,而且凹凸不平,身体状况自然也不会好;舌头看上去干干净净,一般身体还是可以的。对于普通人来说,我觉得掌握这些就很重要了,可以提醒自己注意身体。最后想说,毕竟年轻,从医时间也比较短,经验有限,写出来的东西难免存在很多问题,书中的一些学术观点也带有鲜明的个人色彩,跟我个性也很像。可能很多人不认同这样的学术观点,这些学术观点仅为个人看法,抛砖引玉,给大家提供一个不一样的思路,仅供大家参考。大家有想法,有意见和建议也可以跟我说,通过我经常分享舌诊系列文的微信公众号回复我。

最后，衷心感谢导师薛建国教授无论是生活上还是学术上对我的无私帮助，感谢张卫华老师、好友蔡以力帮我审稿，感谢杨敏洁主任和陆海芬主任在出版过程中提供的帮助，感谢出版社姜晓婷编辑的大力支持。谢谢大家。

张坚

2017 年 2 月

目　录

第1章　望舌基础篇 ……………………………………… 1

一、看舌时间有讲究 ………………………………… 1

二、进食也影响望舌 ………………………………… 1

三、染苔很常见 …………………………………… 1

四、自然伸舌不可过分用劲 ………………………… 3

第2章　舌诊总论 ………………………………… 7

一、定性诊断 ……………………………………… 8

二、定位诊断——兼论独处藏奸理论在舌诊中的应用 … 26

第3章　舌诊各论 ………………………………… 33

一、肝(附胆) ……………………………………… 33

二、脾(附胃) ……………………………………… 55

三、心肺 ………………………………………… 83

四、肾(附膀胱) …………………………………… 94

索引 ……………………………………………… 107

望舌基础篇

　　总的来说,舌象能够比较准确地反映身体状况,但有时人为的因素会导致舌头出现假象,谎报军情,误导治疗。

　　下面给大家列举容易引起舌诊不准的常见因素。

一、看舌时间有讲究

　　一般而言,早晨和下午舌苔厚薄是不一样的,早晨舌苔稍厚些,下午舌苔偏薄。舌苔的厚薄是邪气轻浅的重要表现, 如果要准确反映的话,建议在早饭后1~2个小时后看舌头比较好。至于上午看还是下午看,则没有严格的要求,只要每次就诊的时间段一致即可,便于前后对比,比如上次是上午看的,这次还是上午看。

二、进食也影响望舌

　　进食也是导致舌象不准的重要原因。刚刚进食后舌苔一般都会由厚变薄,所以患者让我看舌时,我一般都建议避开进食时间,最好看舌前1~2个小时不要吃东西,尤其是辛辣刺激的食物,比如辣椒、生姜、大蒜、火锅、烧烤等。吃了这些食物以后,舌头肯定会变得很红,舌苔变得很薄,极易将原来寒性的舌象误认为是热象。

三、染苔很常见

　　所谓染苔是指吃了或者喝了带有颜色的药物或食物以后, 导致舌苔染上相应的颜色。最常见的是刚刚喝了牛奶,舌苔染得白白的;喝了咖啡,舌苔也是咖啡色;吃了瓜子、花生一类的富含油脂的食物,舌苔上漂着一层黄白色渣子,看起来像腐腻苔似的。

　　好多男性喜好抽烟,这个也是染苔的重要原因。你看抽烟的人,老夹香烟的手指都熏黄了,张嘴也是一口黄牙,舌苔也不能避免。抽烟年数比较长的人,舌苔一般也会偏黄。

　　去年夏天拍了一个特别典型的病例分享给大家 (图 1.1)。看看这个烟民,舌头染了一层黄苔,不要误认为是湿热,你看他的舌质和旁边苔,却是以淡白为主,本质还是虚寒。与问诊的情况也比较符合,患者确实是怕冷不怕热。

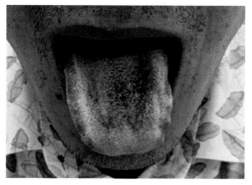

图 1.1

　　药物染苔也是很常见的,我也例举一个特别典型的给大家看看 (图 1.2)。

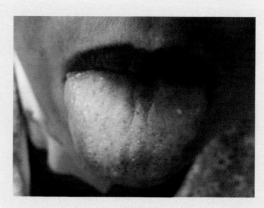

图 1.2

这是我以前管理的一位女性尿毒症患者，大家看看是不是典型的白腻苔，舌质、舌苔都白。我反复向患者宣教:尿毒症患者，小便已经没有了，大便是一个重要的排泄毒物的途径，一定要保持通畅。而患者却是 3~4 天才排便 1 次，于是我给她开了苁蓉通便口服液，口服后通便。结果第 2 天再去看她的舌苔，她刚好喝过口服液没多久，明显的染了一层黄苔，这种也不能误认为是湿热(图 1.3)。

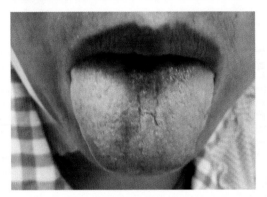

图 1.3

四、自然伸舌不可过分用劲

伸舌的用力程度也很重要，要自然伸舌，不要过分用劲，用劲太过，舌容易显得很紫，误以为血运不好。有些患者希望医生看到舌头的全貌，怕医生看不清，伸舌特别用力，恨不得把舌头拽下来放在医生眼前。

比如下面这位(图 1.4),有人舌头比他还长么?

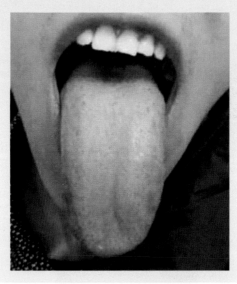

图 1.4

自然伸舌,能看见舌根即可。这里给个比较标准的伸舌状态给大家看看(图 1.5)。

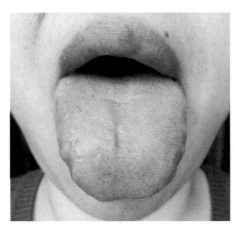

图 1.5

　　自然光线下,张开嘴,舌体放松,自然地舒展在口外,舌尖下垂,观舌者能看见舌根即可,记住不可刻意用劲。

总　结

要想舌诊看得比较准确,要遵循一定的规则,归纳起来如下:

1.最好不要刚刚起床就拍舌像图片。

2.看舌前1~2个小时不要进食、不要喝有色饮料。

3.自然伸舌,不可刻意用劲或卷曲,看见舌根即可。

第2章

舌诊总论

舌诊是中医特色诊断技能,是中医伟大的发明。但是大家都秘而不传,掌握神技的很少与人分享。我给大家分享我收集的典型舌诊图,其中大部分都是我看过的患者,病情也比较了解,更有参考意义,再此感谢文中的各位患者。

至于舌诊的现代研究,以及中医经典理论的论述,这里就不谈了。其实这些研究和理论主要就想说明:舌诊是有价值、有科学依据的。

这里直接切入主题,舌诊的内容主要围绕以下两个方面:看什么?怎么看?

1.看什么?

基本围绕"神、色、形态"这三个看点。

所谓舌神,说的就比较玄乎了,通俗讲就是舌有没有活力。有神的舌头应该活动自如、颜色鲜活;失神的舌头伸舌艰难、色质苍老。

舌色包括舌质的颜色和舌苔的颜色。(舌质就是舌头的肉质,舌苔就是肉质表面覆盖的一层苔藓样的东西。)

舌形态就是舌的胖瘦、歪斜、凹陷、隆起等。

偶尔我们也看看舌下的静脉。

2.怎么看?

抓住两条主线:定性,定位。

所谓定性就是判断寒热:实寒、实热、虚寒、虚热。 就是大家经常说的阴虚、阳虚。

定位就是大致判断异常的部位对应的中医定位。

全书就是按照定性、定位这两条主线进行论述,看舌也是按照这两个步骤,基本不会错。

一、定性诊断

舌苔很重要,中医讲舌苔是胃气的标志——"有胃气则生,无胃气则死。"

> 少苔、无苔、剥脱苔(花剥苔):主阴虚或气阴两虚。
> 裂纹舌:主阴虚。

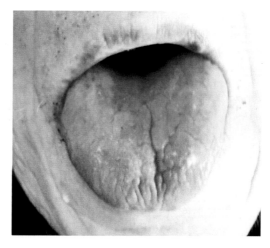

图2.1

这位患者舌头红,光面无苔,还有裂纹,属于典型的无苔无胃气(图2.1)。病人是胃癌患者,已有远处转移。

> 红色:主热或主阴虚。

类似病例,再例举一个程度轻一点的。

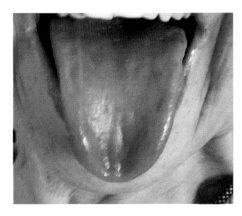

图 2.2

　　舌质红而瘦薄，舌面光亮无苔，这个是胃癌早期的老年女性患者（图 2.2）。

技巧一

　　所以大家初看舌头，先看有苔没苔。没苔的就是中医讲的无胃气，胃口一般不好。如果过了中年，还伴有胃脘部不适，家族还有消化道肿瘤病史，一定要警惕胃癌。

　　单纯的裂纹舌，部分人先天就有，比如下面这三位，都为先天的裂纹舌（图 2.3 至图 2.5）。

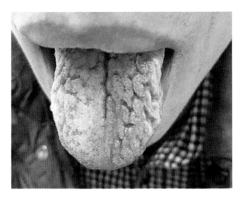

图 2.3

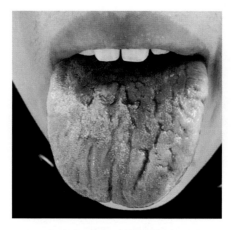

图 2.4

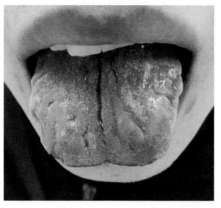

图 2.5

技巧二

　　这类人往往是我们说的正常人,但是属于先天不足一类。这类人大多胃口一般,身体消瘦,属于先天胃阴不足、脾胃虚弱一类。

再看看下面这个病例:沟壑纵横,先天的裂纹舌(图 2.6)。

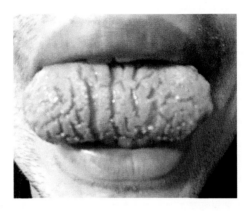

图 2.6

对于先天不足的裂纹舌一定要注意生活饮食习惯,不过出现下面这种情况就比较难治疗:本来就是裂纹满布,却覆盖了一层厚腻苔,痰湿比较重(图 2.7)。因为痰湿的常规治疗:燥湿、利湿,而裂纹、舌红舌本来就阴虚,无论燥湿还是利湿都伤阴,于素体阴虚不利。就算是厚腻舌苔一时的消退也不能高兴得太早,素体阴虚及脾胃虚弱的根本没有动摇,停药或生活不注意很有可能复发。

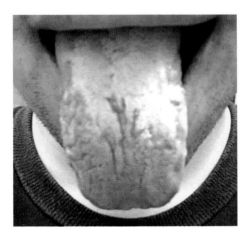

图 2.7

那么什么是厚腻苔？

腻苔：颗粒细腻致密，揩之不去，刮之不脱，舌面上有一层油腻状黏液的苔质。腻苔多是湿浊内盛。

腻苔：多主湿浊、痰饮。

腻苔又有白腻和黄腻之分。

黄腻：主湿热、痰热（湿与热相搏结）。
白腻：主寒湿、湿浊（寒与湿相混杂）。

下面列举 2 个例子来看看。

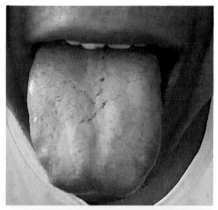

图 2.8

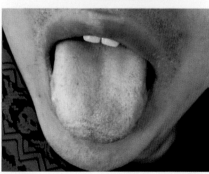

图 2.9

看看上图两个小伙子的舌苔，典型的黄腻舌苔（图 2.8 和图 2.9）。

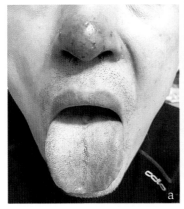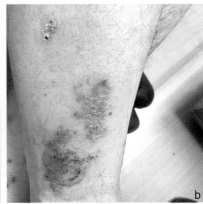

图 2.10

　　看这位患者舌苔中后黄腻(图 2.10a)，再看看他的鼻子和下肢(图 2.10b)，典型的湿热表现。

　　再看看白腻苔。

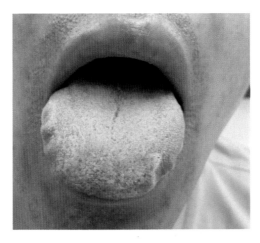

图 2.11

　　这位患者舌苔白腻，舌边齿痕明显，舌体胖大(图 2.11)。这位患者的舌苔也反映了内生痰湿的根本是脾虚，运化无力。

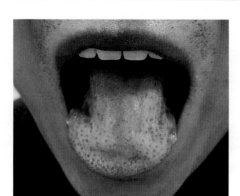

图 2.12

这位患者舌头上有致密的腻苔,反映了湿浊难治的特点(图 2.12)。

技巧三

不管是白腻还是黄腻的舌苔,往往都有一些共同症状:胃口不佳,口渴,大便黏腻、粘马桶。这个口渴很有特征,喝水不能解渴,是湿阻导致的津液不能上承,化湿才是解渴的根本。糖尿病早期的很多患者都是这种腻苔,但是糖尿病是阴虚这个理念深入人心,大家都吃六味地黄丸,结果越吃越腻,越吃越糟糕。

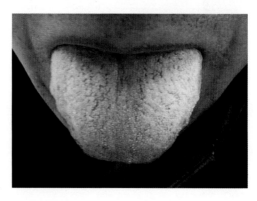

图 2.13

上图就是一位糖尿病患者,典型的腻苔,还偏黄(图 2.13)。这样的患者是不可以滋阴的,滋阴只会加重病情。

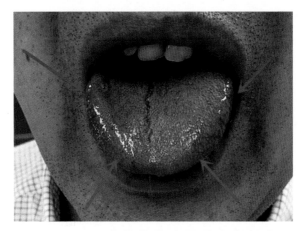

图 2.14

　　看看这位患者的舌头,整体暗淡,局部紫斑,典型的血瘀的征象(图 2.14)。这个是心脏病患者的舌头。这个舌苔表面还很水润,有没有仲景说的"血不利则为水"的味道。

　　再看一个典型的全舌紫的病例。

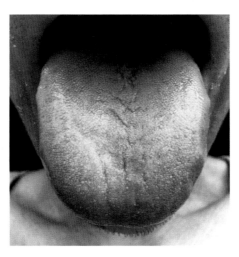

图 2.15

　　这位患者的舌头是不是像猪肝一样(图 2.15)。这种是全身血液循环很不好的表现。

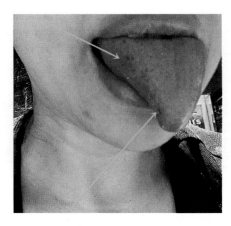

图 2.16

　　这个女患者也是全舌暗紫,还伴有点点瘀斑(图 2.16)。看到她这样的舌头,我问她可有身体疼痛,她说好多年了,就没有一天不疼的。

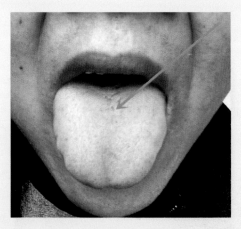

图 2.17

　　再看看这位患者的舌头,除了腻苔,还能看到一块紫斑(图 2.17,箭头所示),这是位腰痛的患者。

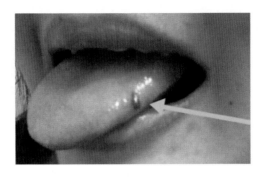

图 2.18

上图是 2 个月未行经的女性患者，可以看到舌头上两边肝胆所属的部位有个明显的瘀点（图 2.18）。给患者开了点入肝经活血的药，月经很快就来了。这种属于瘀血导致的不行经。

青紫舌、瘀斑瘀点舌：主疼痛、血瘀。

疼痛主因还是由于血液流通不通畅。

观察血液循环情况时，我们除了看表面舌质的紫暗情况，有没有瘀斑、瘀点之外，还经常参考舌下静脉。

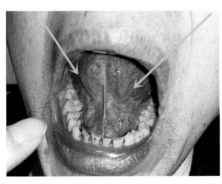

图 2.19

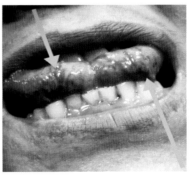

图 2.20

上图这两位患者舌下静脉青紫怒张，为典型的瘀血表现（图 2.19和图 2.20）。这两位患者浑身疼痛，对于这种患者，活血化瘀是基本方法，王清任有个名方——身痛逐瘀汤特别适合。

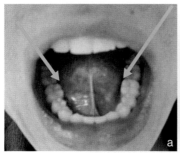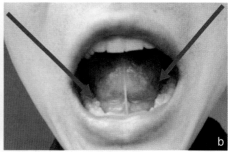

图 2.21

图 2.21 为患者治疗后的舌像图,瘀血表现明显好转。

技巧四

观察血液循环的情况,主要看舌质紫暗、瘀斑、瘀点情况;紫舌、瘀斑、瘀点舌的主要症状大部分为疼痛。除了看舌质,还可以参看舌下静脉。怒张青紫的舌下静脉也提示瘀血。活血化瘀是基本方法。

　　紫舌、瘀斑、瘀点经常会和腻苔一起出现,这种痰瘀互结的患者现在很常见,请看下图(图 2.22 至图 2.24)。

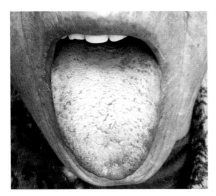

图 2.22

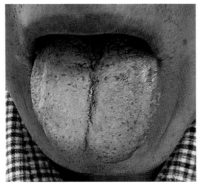

图 2.23

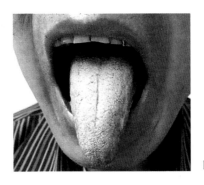

图 2.24

　　黄腻的苔,舌质处处瘀斑。这就是典型的痰瘀互结。

　　现在人们活动较少,血液循环不好,瘀血比较常见;而且脾胃功能差,经常进补,又代谢不掉。所以经常出现这种痰瘀互结的舌头。

　　注:大部分舌头都是兼夹有好几种情况的,单一情况的比较少,我例举的这个痰瘀互结的病例,当是示范,抛砖引玉。

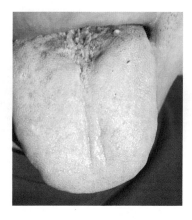

图 2.25

这个舌头看上去苍白、血色淡,是典型的气血两虚的表现(图 2.25)。

淡舌:主气血虚、阳虚。

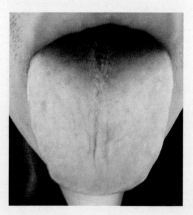

图 2.26

这种也是,要看是气血虚还是阳虚,一般还要参考患者是否非常怕冷(图 2.26)。

技巧五

　　这种淡舌一般是气血虚，或者阳虚，一般要问问患者是否怕冷，两者均会有怕冷症状，但是阳虚患者更为明显。阳虚患者性机能一般也比较差，也可作为参考。对于阳虚或者气血虚的患者，我们一般采取补阳的方法。"少火生气，壮火食气。"不可用附子、肉桂猛补，要平和补阳，缓缓生气。

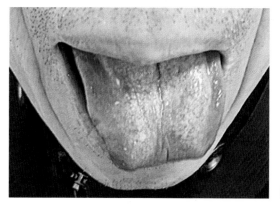

图 2.27

　　歪斜舌：舌体偏歪于一侧，多见于中风或中风先兆，就是现代医学说的脑梗死或脑梗死后遗症期，病在左者偏向右，病在右者偏向左。至于什么证型导致的中风要结合舌质、舌苔。此患者两边苔少（图 2.27），是肝肾阴虚、肝风内动的典型，该患者是确诊的中风后遗症患者。

技巧六

　　歪斜舌多见于老年人。初现歪斜舌，要警惕脑血管意外，就是我们常说的脑卒中，要早送医院就医。脑血管意外越早治疗，恢复的可能性越大。看到舌头歪斜同时查看患者的神志及四肢肌肉力量是否正常，大致判断是否中风可能，及早送医院就诊。

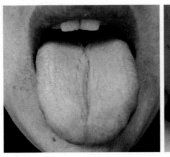 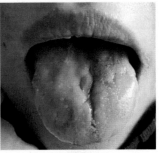

图 2.28   图 2.29

上图两个舌头，一个舌质纹理粗糙苍老，形态坚老(图 2.28)，一个细腻浮胖娇嫩(图 2.29)。前者称为老舌，后者称为嫩舌。一般老舌主实证，嫩舌多为虚证。这也是望舌看病的纲领，先粗分虚实，定下攻补大方向。

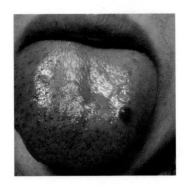

图 2.30

点刺舌：所谓点舌就是舌面有星点，但是突出表面不明显；刺舌是指舌面不仅有星点，而且突出比较明显，突出舌面，高起如刺，摸上去还糙糙的刺手，因而称为点刺舌、芒刺舌。上图患者为明显的点刺舌(图 2.30)。

点舌、刺舌：主热证。

根据点刺的分布部位，可以推测大概热邪的位置——舌尖生点刺：多为心火亢盛；舌中生点刺：多为胃肠有热；舌边生点刺：多为肝胆有火。

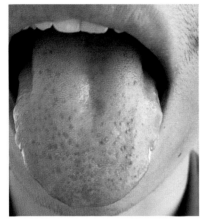

图 2.31

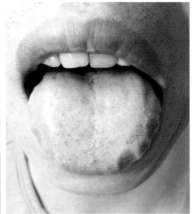

图 2.32

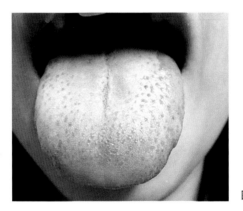

图 2.33

　　图 2.30 那位患者及这 3 位患者(图 2.31 至图 2.33),舌质均不是特别红,淡白为主,看起来与刚刚说的点刺舌主证为"热证"相矛盾。其实不然,你看图 2.32 这位患者胖大的舌体,齿痕明显,苔白明显的属脾虚寒证。如果机械地认为有点刺就用寒药,效果肯定不好,但是,完全不顾这个点刺,一味地用温燥药,患者吃了也肯定不舒服,觉得有点难受。这种是寒热夹杂,以寒为主,夹有郁热,有点儿一片绿草坪,开着点点红花的味道。这里可以用仲景《伤寒杂病论》中的那几种泻心汤,稍稍改变一下寒热药的比例,热药为主,用一点黄连、黄芩效果就不错。

技巧七

舌面有红点,多是有郁热的表现,所谓郁热就是局部的热。要看红点的分布部位,适当选用归经清热药。但是有红点不代表身体整体寒热趋向,整体用药的寒热偏性还是要看舌质、舌苔。处方用药要兼顾红点郁热问题,寒热并用是常法。寒药的选用也要慎重,必中病即止,不可久用伤阳。寒药也分大寒、微寒、甘寒、苦寒。 多选用甘寒、微寒的药物,如生地、赤芍、丹皮、玄参、沙参、石斛等,少选用大寒、苦寒的药物,如黄柏、黄芩、栀子、龙胆草、大青叶之类。

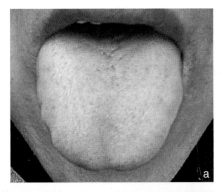

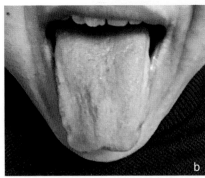 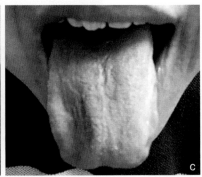

图 2.34

这位患者本来是我的一个老患者,舌体有齿痕,表面覆盖一层薄薄的黄苔(图 2.34a),我们认为有些不健康,但是舌苔尚属饱满。

　　但是遇一医,处方如下:制附子 15g,干姜 9g,炙甘草 6g,党参 12g,白术 12g,陈皮 12g,茯苓 15g,薏苡仁 20g,黄芪 30g,泽泻 9g。服用 1 周以后,舌体变得瘦瘪而干,苔老(图 2.34b,c)。明显的津液受损,这样的治疗思路显然是错误的。

技巧八

　　舌体的胖瘦及舌苔的润燥反映了身体的津液荣枯情况。舌诊对于疗效的判断往往是客观、显而易见的。舌体由胖转瘦,舌苔由润转燥,是水液减少的标志。水液过度潴留我们认为是湿邪,过分消耗就是伤津了。

总　结

　　看舌对于临床证型的判别和选方用药作用巨大。我个人认为,中医看病用药一定要看舌,首辨寒热,大方向不可错,大方向对了,一般效果不会差。

　　不可看到红红的"热舌",就用大辛大热之品;也不可看到雪白的"寒舌",还拼命清热泻火。

二、定位诊断
——兼论独处藏奸理论在舌诊中的应用

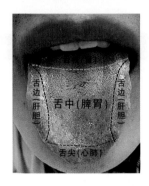

图2.35

明代医家王肯堂在分析了舌与脏腑经络的联系之后再加上自己的临床实践,首次提出来各脏腑在舌表面的分属区域,他的著作《医镜·论口舌证》写道:凡病俱见于舌,舌尖主心,舌中主脾胃,舌边主肝胆,舌根主肾(图2.35)。这应该是脏腑在舌面分部的较早记载了,后世医家均在此基础上发挥,几乎没有太大改变。

大量的临床实践证明这样的划分基本是准确的。

我一直想结合现代医学精确的解剖,给舌诊做进一步细分,如图2.36所示。

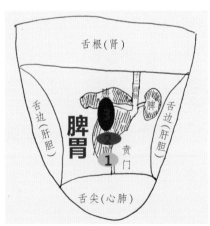

图2.36

由于缺乏足够的病例支持,未敢轻易发声;再者中医向来重宏观,轻微观,分的特别细对于中医的治疗帮助不大。但我还是想继续积累病例,积累到一定量以后再做进一步细分,促进中医舌诊的进一步发展。

谈到舌诊的定位诊断,据我个人经验一定要结合"独处藏奸"理论进行分析。

所谓独处藏奸理论是张景岳在写《景岳全书》时首先提出来的。大意就是在看病的时候,我们抓四诊证据来断病。如果大部分证据都比较一致,但是有一到两处跟其他的证据不一致,这个时候不能盲目地按照少数服从多数的原则,往往不起眼的证据才能真实反映事实的真相。

比张景岳更早的老祖宗写《黄帝内经》的时候也发现了这个规律。《素问·三部九候论》中,黄帝问:何以知病之所在?岐伯回答说:察九候独小者病,独大者病,独疾者病,独迟者病,独热者病,独寒者病,独陷下者病。

这段话其实写的是独处藏奸理论在脉诊中的运用。大意就是,我们在给患者把脉的时候,分三部九候很多部位,摸到哪个地方特别不一样的时候,往往就是问题所在。

我也模仿《黄帝内经》中黄帝和岐伯的对话,拟了这么一段:

问:望舌何以知病之所在?

答:察舌独红者病,独厚者病,独陷下者病,独凸者亦是病。

下面就这句经典对话给大家一一举例。

1.独红者病

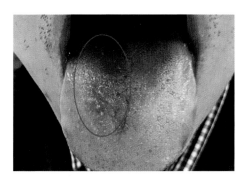

图 2.37

　　有次看了一个小伙子,舌头一伸,整体还好,但是有一块红红的没有舌苔(图2.37)。我先以为是吃了什么或喝了什么东西染的。细问小伙子也没吃啥喝啥,我就大胆猜测:胃不舒服?小伙子觉得我很神。

　　舌诊的分区是很准确的,舌中整体属于脾胃。脾胃是中医说法,其实对应的西医说的实质器官往往是食管、胃、肠。独独那么一块红,你不觉得异常吗?经过我大量的观察,舌中属脾胃,但是图中圆圈所示部位对应着实质的胃体器官。

2.独厚者病(指的是舌苔异常增厚的地方是病)

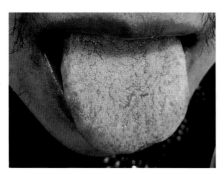

图 2.38

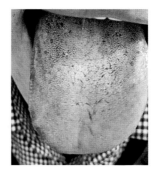

图 2.39

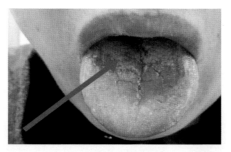

图 2.40

　　上图三位患者,是不是不一样:图2.38是舌苔整体都厚;图2.39是中间偏后的地方厚,而且是越到后面越厚;图2.40只有舌根厚腻。这三位都是我的老患者,图2.39和图2.40患者都是前列腺炎患者,总觉得下面潮湿,小便滴滴拉拉,尿不干净,前面阴囊和后面肛门都潮湿。

舌根主肾，常常表现为下焦盆底问题，舌根厚腻的经常有潮湿症状。女性常常表现为妇科问题，白带问题尤为明显。黄腻舌苔，经常白带也黄得明显。

下图患者也是舌根厚腻明显（图 2.41）。

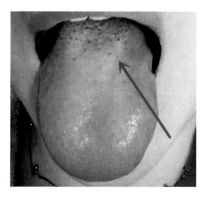

图 2.41

现在人们久坐办公的特别多，缺乏运动，下焦盆底血液循环不畅，出现慢性炎症，积聚湿热的也特别多。

下图这位患者我竟然诊断出一侧腹痛。

这位患者一侧舌苔独厚，积聚了一团黄腻苔（图 2.42）。中医讲，黄腻苔是湿热，往往对应西医的炎症。一侧黄腻苔的堆积在男科和妇科门诊很常见。盆底的慢性炎症患者很多，常常可以看到异常的舌苔堆积。

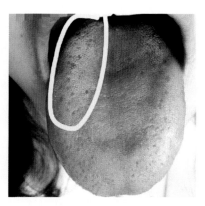

图 2.42

通过这个例子我也是想说明,舌诊定位诊断已经这么多年了,没有太多实质性、飞跃性的进展。我个人认为,舌诊是可以做到与人体一一精确对应的,舌头基本就是一个倒置的人的全息像。

3.独陷下者病

这位是当初第一个引起我对舌诊定位诊断极大兴趣的患者。患者自诉很小时候就得过消化道溃疡,现在胃口一直不好,一伸舌总有一个凹陷,并且很深(图 2.43)。从那以后我观察了很多患者,发现舌诊定位诊断很准。

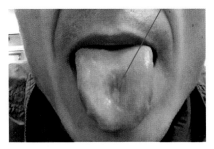

图 2.43

下图患者也可见到舌中下陷(图 2.44)。在脾胃分论章节,将分享更多例子给大家。

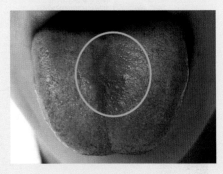

图 2.44

4.独凸者亦是病

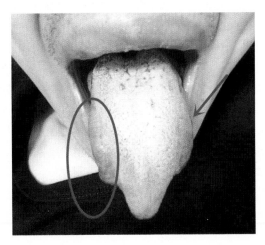

图 2.45

这个是最为典型的,也是非常极端的病例。这位患者舌苔厚腻极为不干净,舌两边异常地凸出(图 2.45),舌两边属肝胆,后来确诊为肝癌。

之前看了位患者,他把舌头拍了照片发给我,我问他箭头指的那块是沾了什么东西吗(图 2.46)? 他说不是,擦不掉。我说你胃有问题? 他

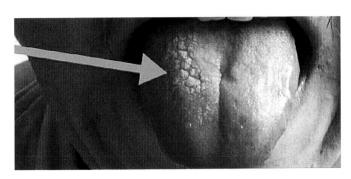

图 2.46

觉得我很神,他一直受胃病困扰,去年 9 月 10 日刚刚做了胃镜,内镜诊断报告为浅表糜烂性胃炎。但是该患者听我说他胃不好,也感觉最近胃不是特别舒服,于是才隔了 2 个月又去做了一次胃镜。这次内镜诊断报告还是浅表糜烂性胃炎。但仔细看镜下描述,嘿,还真看到了不一样的地方!这次内镜描述可见:胃体黏膜粗糙,结节感,胃体胃窦交界处稍明显。这是上次胃镜检查没有发现的。

你再回头看看他的舌头,结合"独红者病"里面例举的那个例子,想来是不是特别有感想。

古老的舌诊如果插上现代医学强大的检测手段这双翅膀,有一定量的积累研究以后,将来必会大放异彩,有助于疾病的早期发现和早期诊断。

第3章

舌诊各论

中医以五脏六腑功能为核心,形成了脏象学说。舌诊作为中医诊断的一部分,讲述的都是中医的语言,但是常常被人误解,产生许多误会。

我想之所以会产生这么多误会,与清末、民国时候中国学者将西医学引入中国时,将英文翻译成中文时的译文有很大关系。中医也是有解剖的,从《黄帝内经》时代就有,内经时代就形成了肝、心、脾、肺、肾五脏系统。早期命名的时候确实是根据解剖,后期因为种种原因解剖停滞不前,中医逐步变得抽象,形成一套独特的理论系统指导临床用药。早期那些翻译西医学的学者非要将西医里的 liver、heart、spleen、lung、kidney 翻译成肝、心、脾、肺、肾,当初要是翻译成赫依、赫底、巴达干、希拉等,应该就不会产生现在这么多误解。什么是赫依、赫底、巴达干、希拉? 这是民族医学,蒙医里面的脏腑功能术语。

对于同一个人体,中医有中医的认识和说法,西医有西医的说法,蒙医有蒙医的说法,回医有回医的说法。其实就是不同的人对于同一个事物的不同理解而已,没有对错之分,只是划分的方式、方法不同而已。

一、肝(附胆)

1.藏血(血虚则形瘦、目眩、发脱、筋惕肉瞤,肝血瘀则胁痛、胁下痞块)。

2.气为用(气太强则横逆,胸胁胀满,容易激动;气不足则忧郁寡欢)。

3.性喜温(寒则生气不充,四末不温)。

4.志为怒(急躁、发狂)。

5.谋虑所出(多疑善虑)。

6.舍魂(一般血虚,多梦惊醒,失眠难寐)。

7.开窍目(血虚则目干涩,视物模糊,血热则目赤肿痛,流泪畏光)。

8.循行两胁、少腹、颈侧、腹股沟、前阴(男女生殖器官)。

9.女子以肝为先天。

【胆】

1.决断所出:虚则胆怯,善恐易惊,卧不安。

2.主半表半里:寒热往来。

中医肝胆脏腑的功能涉及的症状特别繁多,胸胁或少腹部的胀闷串通、烦躁易怒、头晕胀痛、胸闷喜叹息、抑郁、咽部梅核气、纳呆不欲食、睡眠不佳、夜寐多梦,女性月经不调、乳房胀痛、痛经,男性睾丸胀痛、不射精、勃起障碍等很多问题。归纳起来大概可以分为:情绪问题、疼痛问题、消化道问题、睡眠问题、男科和妇科问题。基本上每一类问题都会伴有情绪问题。这些症状里包括了西医肝胆器官的相关代谢功能,除此之外还涉及西医的下丘脑-垂体-性腺轴、内分泌等系统的问题。中医的肝胆与西医的肝胆,两者之间有着莫大的联系,但是又不完全一样。

肝胆问题的常见舌象表现主要有以下五种。

肝胆问题的常见舌象表现之一——两边有异常突出

【例一】

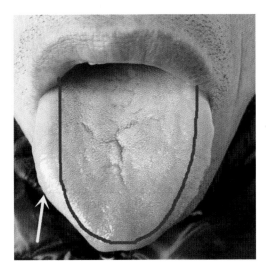

图 3.1

  这种"三角舌",舌形如三角。据我长时间的观察来看,一般情况下舌尖很少有赘生物的产生。舌尖比较能够反映舌头本来的形态,三角舌多是舌两边异常的增生(突出),使得原本椭圆的舌头变成三角形,这样的情况很常见。这位三角舌患者,脾气急躁,疑神疑鬼,脾胃虚弱,少食即饱,容易腹泻,典型的肝郁脾虚(中间裂纹也比较符合,图 3.1)。但是最让他痛苦的是阳痿。大部分人对男科疾病的病机不了解,对于阳痿病的病因还停留在肾阴虚、阳虚的程度上。《黄帝内经·经脉篇》经络理论讲:肝经循股阴,入毛重,环阴器,抵小腹。就是文章开头写的肝经循行,过男女前阴的是肝经,肝经瘀滞与男科、妇科问题关系密切。

  对于肝郁阳痿的患者,给大家推荐个不错的方子:沈氏达郁汤(白蒺藜、升麻、柴胡、香附、川芎、橘叶、枸杞、枳壳),关键在于重用疏肝的白蒺藜。

【例二】

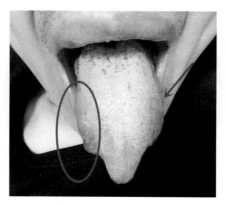

图 3.2

　　这位患者舌面苔黄腻,极为不干净,舌两边明显的异常突出,赘生物样改变(图 3.2),检查后确诊为肝癌。

【例三】

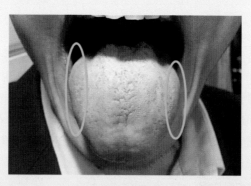

图 3.3

　　这个小伙子因为遗精问题,吃了两年多的中药,一次体检发现转氨酶飙升到很高的数值,找我诊治时,舌头两边就这样了(图 3.3),显然之前两年的服药过程中出现了肝损伤。但是肝脏的代偿能力是很强的,停药以后转氨酶慢慢又恢复正常,但是部分肝脏实质的损害已经形成,舌头两边的突出难以消除。

【例四】

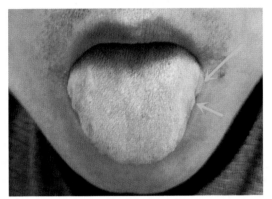

图 3.4

　　这是位中年男性患者,以失眠焦虑、脾气火暴为主要症状,初看舌头以为是齿痕(图 3.4),再细看看,这是个实质突出的肉丁丁,他每年都做体检,肝脏中重度脂肪肝。舌两边突出,最为多见的就是肝脏的脂肪病变了。

【例五】

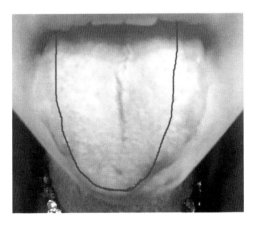

图 3.5

　　这是位脂肪肝的女性患者(图 3.5),脂肪肝导致的肝胆问题比较常见。

【例六】

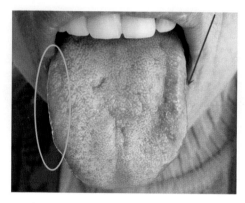

图 3.6

　　这是位中老年女性患者,主要以睡眠不佳、眠浅多梦为主,患者舌苔尚且干净,但是舌两边有突出,少苔发红(图 3.6)。该患者患有乙肝多年,病毒性肝炎是导致肝细胞损伤的又一类重要原因。

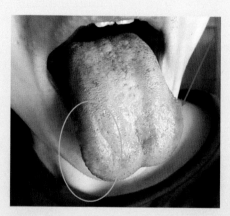

图 3.7

　　这个小伙子也是,虽然找我看的是前列腺问题,但是我一眼就看到他舌两边不正常(图 3.7),问患者有无肝病史,患者说从小就患有乙肝,已经二十多年了。

【例七】

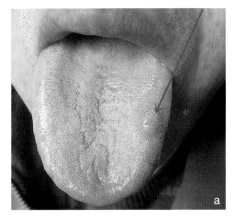

图 3.8

这位患者总是胁肋部不舒服,检查发现胆囊里有结石,再看看舌头,正好肝胆部位有个明显的异常隆起(图 3.8a)。经过一段时间中药汤剂利胆化石治疗之后,石头排空了。舌头肝胆部位的那个隆起也消失了(图 3.8b)。

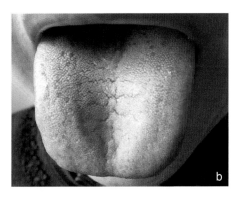

图 3.8

西医讲的肝胆器官与中医讲的肝胆脏腑不完全对应,但是中医讲的肝胆脏腑基本上涵盖了西医肝胆器官的功能。西医检查发现的肝胆实质异常,一般在舌两边都会有所体现。不是所有的胆囊结石都会在舌两边形成凸起,但是后天形成的凸起一般都有问题,而且病程较长。

肝胆问题的常见舌象表现之二——两边的少苔、无苔、剥脱苔

【例一】剥脱苔

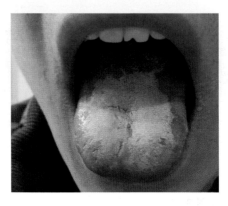

图 3.10

舌两边及舌根剥脱苔明显(图 3.10),属于肝肾阴不足。这是位盗汗患者,比较符合肝肾阴虚的症状。

【例二】无苔重症

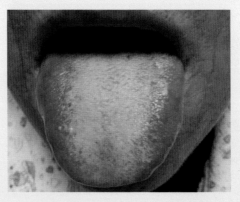

图 3.11

这是位 60 多岁的尿毒症女性患者,舌两边无苔发红,舌苔厚腻(图 3.11),肝肾阴虚与痰浊内阻共同存在的一种难治状态。该患者自查出肾衰竭以后,长期焦虑异常,睡眠不佳。焦虑和睡眠问题都与中医讲的肝胆脏腑功能关系密切。

【例三】无苔重症

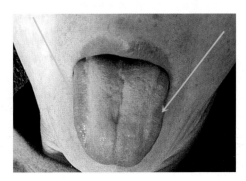

图 3.12

　　该患者因妻子早亡,肝气不舒,情志不畅,整夜睡不着觉。舌两边似有突出,两边无苔(图 3.12)。

【例四】无苔轻症

　　无苔轻症举例如下(图 3.13 至图 3.16)。

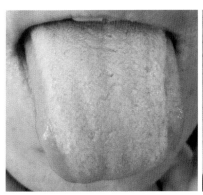

图 3.13

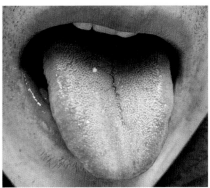

图 3.14

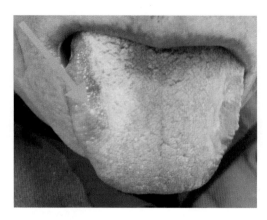

图 3.15

　　老年男性患者,高血压,脾气较为火暴,舌边无苔突出(图 3.15)。典型的肝阴不足,肝阳上亢。

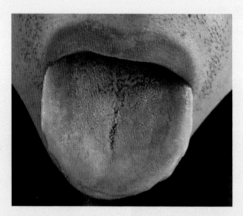

图 3.16

　　肝体阴而用阳,舌两边少苔无苔,多提示肝阴不足。肝阴不足的患者,多肝阳相对偏亢,出现情志的异常,脾气暴躁、易焦虑等症状。

肝胆问题的常见舌象表现之三——两边发红、瘀斑瘀点

【例一】

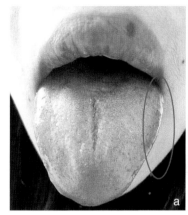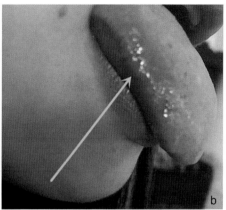

图 3.17

　　这个小姑娘总是发无名火,脾气暴躁,月经量少。看她舌边瘀斑、瘀点明显(图 3.17),是典型的肝血瘀滞的表现。

【例二】

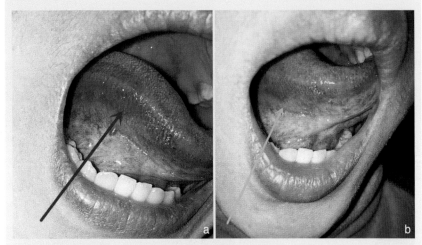

图 3.18

　　这个小姑娘月经总是推后,有时甚至两三个月都不来,舌两边瘀斑明显(图 3.18)。治疗后虽然没有完全恢复,但是变化还是很明显的。瘀斑、瘀点要考虑到血瘀情况,又是在肝胆位置,要适当考虑选用活肝血的药物。

【例三】

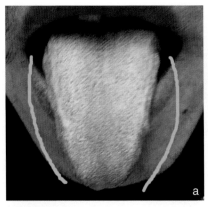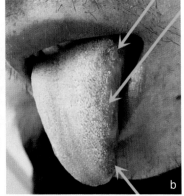

图 3.19

这位患者舌苔白腻,正面看上去两边发黑(图 3.19a),侧面一看,旁边有一块一块的紫斑(图 3.19b),典型的痰瘀互结。但是他这个瘀又很有特点,都在两侧的肝经。该患者来看男科疾病,勃起功能障碍,对这样的患者要大胆用入肝经的活血药。

【例四】

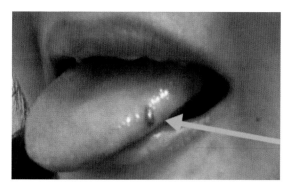

图 3.20

这个小姑娘月经不按时来,人很着急。伸舌一看,刚开始我以为是烫了舌头,起的血泡(图 3.20),结果她说不是。那就按照肝经血瘀治疗,用四物汤加活血调经药,稍微一用,月经就来了。

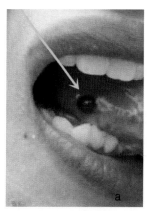 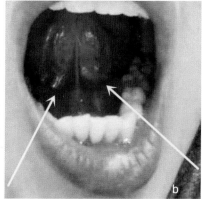

图 3.21

看看这个小姑娘(图 3.21)和上面的那个姑娘(图 3.20)是不是一样的情况！看到舌边血泡一样的隆起，很多人会以为是热水烫的，或者牙齿无意中咬到的，就像有裂纹舌的人都会说自己先天就是这样，其实看看新生儿，几乎看不到裂纹舌，几乎都是后天形成。这个血泡样隆起也是，反映的是肝经瘀血，并非无意中产生，可以参看一下舌下静脉，往往是怒张的，两者契合。

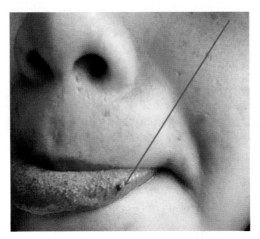

图 3.22

上面给的两个病例是比较典型夸张的，这个病例是程度比较轻的(图 3.22)，但是反映的问题是一样的，原理也是一样的。

肝胆问题的常见舌象表现之四——舌边溃疡

【例一】

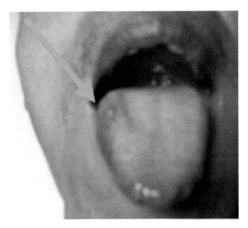

图 3.23

　　舌上长溃疡也是十分常见的现象,尤其是肝胆区域。这位中年大叔的舌和口腔总是生溃疡(图 3.23),找我诊治。我看他舌头整体偏白,肝胆区域生了个明显溃疡。一问症状也比较符合,脾气火暴,肝火旺明显,肠胃却一般。我给他用了健脾的四君子为主,加用了一两味清肝火的药,3 天溃疡就好了。这个是网上诊断治疗的,图为患者自己拍摄,不是特别清晰,有点遗憾。

肝胆问题的常见舌象表现之五——舌下静脉怒张

　　肝藏血、主疏泄、气为用,这些功能特性都与血液运行关系密切,因而瘀血证的很多病机与肝相关。结合西医解剖生理病理特点,肝脏血供丰富,又是一个重要代谢器官,所以血运有问题时一定要注意肝。同时看肝的问题,要注意看舌有没有血行不畅的表现。舌下静脉的曲张是血运不畅的重要表现。

【例二】

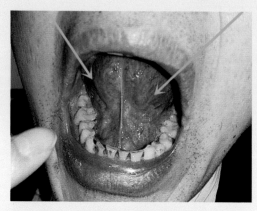

图 3.24

　　这位患者四十多岁,以焦虑、浑身疼痛为主要症状,舌下静脉怒张明显(图 3.24)。不管哪种原因引起的肝胆气血运行不畅都会伴有焦虑的症状,就是中医讲的肝郁。不可见到肝郁就用柴胡,要把握病机,了解病因,自然肝郁也就解除了。这位患者用王清任的身痛逐瘀汤效果蛮好的。

【例三】

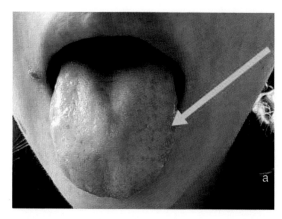

图 3.25

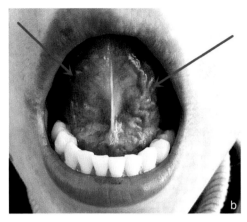

图 3.25

　　这位女患者才三十来岁,是个淘宝店主,腰背胁肋都痛,乏力,月经量少,焦虑异常。我初看她舌面就泛着紫气,于是让她给我看看舌下,一看舌下静脉怒张,非常严重(图 3.25)。一般舌卜静脉怒张都是血瘀程度比较重的。这位患者年纪尚轻,之所以会这样与她做了 5 年的淘宝店铺有关。每天睡眠时间只有 6 个小时左右,旺季甚至 4~5 个小时,一直在室内电脑旁边,从来不出去运动,长此以往怎能不瘀。瘀血证除了活血化瘀基本大法以外,还要寻求病因,是气虚无力推动? 还是寒凝血脉不畅? 还是情志不畅气滞血瘀? 我觉得这位患者是气虚血瘀,给她补补气、活活血,她就不疼了。不疼她就不治了,可能是年底店铺生意太忙,顾不上吃药了。

【例四】

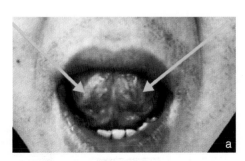

图 3.26

　　这位是我的老患者,不到 30 岁,继承家业,产业做得很大,每天打理厂里的事情,烦心事不少。有次做了笔生意,被骗 50 多万,当即火冒三丈,觉得胸闷难受,心情郁闷,睾丸疼痛。我一看也是舌下静脉怒张明显(图 3.26a)。前面我讲了肝经的巡行,过前阴,就是男女的外生殖器官,男性多发睾痛,没有外伤多因七情内伤,肝气不舒为首。这是位老患者,以前看过的舌下不黑也不扩张,这次看他的舌下静脉扩张,说明是新发。我就给他用越鞠丸,吃了三四天,症状就完全缓解了。再看看舌下也不怒张了(图 3.26b)。

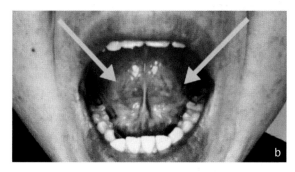

b　　图 3.26

　　上图这个舌下静脉属于轻症(图 3.26),而且干预得比较早,就容易恢复。这种也是血瘀,但不能像上个淘宝店主那样补气活血了,他本来就火冒三丈,你再补气是要火上浇油的,一定要把握病机。

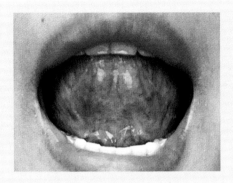

图 3.27

这位患者舌下静脉稍有扩张(图 3.27)。

注意:舌下青筋曲张其实还好,说明仅是肝血管静脉系统回流不畅。但是,如果舌下见到较多红色,鲜红的血管曲张,情况一般不妙,多见于恶性病变,说明动脉供血异常增多,一定要引起注意。

从肝舌兼谈中医疏肝

上面列举的都是一些部位准确、具有特异性的病例,还有一些病例在舌象上难以看出来是肝的问题,要结合问诊。

【例一】

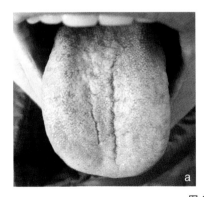
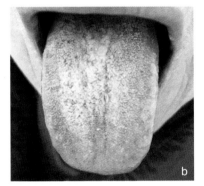

图 3.28

这位患者舌质淡白,舌苔白腻,中间稍厚(图 3.28a)。患者一侧牙痛、耳朵痛、头痛,腹泻不想吃饭,情志不畅。她牙痛有些日子了,开始疼的时候,就吃消炎药,可以暂时缓解,但过后疼得更厉害。患者既有偏头痛,又有腹泻,我给她用了伤寒里的方剂吴茱萸汤,顾名思义这个主药用的是吴茱萸。吃了两副,疼痛就好转,七副吃完就基本不疼了。

吃了吴茱萸汤 3 天以后的舌头,你们看看是不是红了,变化很明显(图 3.28b)。

吴茱萸除了有温中止呕、助阳止泻的功效,最主要的是散肝经之寒、解肝气之郁结。吴茱萸大苦大热,对于寒湿引起的肝经郁滞,效果很好。肝胆两经循行在两侧,偏头痛的问题,我们从中医的思维考虑多属厥阴肝和少阳胆问题。当今世人很多只知肝热不知肝寒,肝寒的判断一定要舌象结合症状。前面已经讲过,任何一种因素造成肝经气血运行不畅都会表现有肝郁的症状。解除这种症状的方式方法都叫疏肝,包括这个案例里面用的暖肝方法。

【例二】

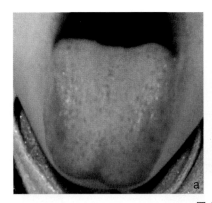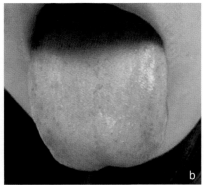

图 3.29

　　这位大学生患者，舌中间苔微黄腻，旁边肝胆分区无苔发红（图3.29a）。症状也多得不得了，又是胸闷、不想吃饭，又是乳腺结节，小便也不通畅，腹股沟隐痛，睡眠不好，属于典型的肝郁。但是这种病症就不能再用大辛大热吴茱萸了，本来发红就有热。这个时候用芍药就比较合适，尤其是赤芍，专入肝经，凉肝经血分，解肝经郁热。这里的肝郁是因为郁热引起的，凉肝血的赤芍在这里起的作用也叫疏肝。

　　吃了2周汤药过后，舌面很干净（图3.29b），症状也基本消失。

　　当然如果肝热明显，心烦睡眠严重，还可以用山栀，直接清肝热。伤寒里有个栀子豉汤用来治疗虚烦不得眠，主药就是这个栀子。

【例三】

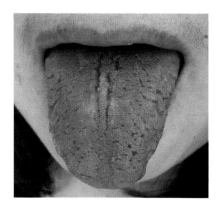

图 3.30

　　这位女性患者睡眠不好，脾气暴躁，大便干结，月经量少，有血块。她全舌都红，红得发紫，裂纹满布（图3.30）。她肝郁的表现也特别明显，尤其脾气火暴、睡眠问题比较突出。引起这种症状的本质是心肝的阴血不足，阴虚无以制亢阳，破坏了阴阳的平衡。这种舌象也是缺乏定位的特异性，需要结合症状来判别。

对这种病例补心肝阴血,有味药就特别合适——酸枣仁,伤寒里的酸枣仁汤跟栀子豉汤一样,也是治疗虚烦不得眠,但是酸枣仁汤治疗的是阴血不足,无力滋养心肝的情况。

通过前面的系列舌象及归纳的肝胆问题的症状,基本都涉及情绪问题,就是中医讲的肝郁。同样是肝郁,病因不同用药也不同:

——寒凝肝经引起的肝郁,可以选用吴茱萸+肉桂。

——血分郁滞引起的肝郁,可以选用川芎+香附甚至当归。

——肝经郁热引起的肝郁,可以选用赤芍+栀子。

——肝胆热郁还夹有湿邪,湿热问题,茵陈更好。

——阴血不足引起的肝郁,酸枣仁补益阴血是合适的。

——男科问题肝郁明显的,不妨试试重用白蒺藜。

总　结

中医肝胆脏腑在舌面定位在两边, 肝胆问题常常表现为舌两边异常,常见的有:两边异常突出,少苔,无苔,剥脱苔,发红,瘀斑、瘀点,溃疡,以及舌下静脉曲张等。还有一些肝胆脏腑的问题没有特异性,要结合临床症状及其他辅助检查。总的来说,看到舌两边有异常表现时,一则指导临床治疗,二则提醒可能存在肝胆实质脏器的损伤,一定要结合西医 B 超、CT 等辅助检查,明确诊断很重要。

二、脾(附胃)

1.司中气(气虚倦怠无力,嗜卧,短气懒言,气滞则脘腹胀满)。

2.主运化(运化无力则食后难消化,胀满)。

3.性升(清阳不升则眩晕,中气下陷则脱肛、小腹坠胀)。

4.恶湿(湿阻则肿、腹胀、泄泻、黄疸)。

5.统血(便血、妇女崩漏)。

6.主肌肉(消瘦)。

7.主四肢(沉困无力)。

8.后天之本。

【胃】

1.水谷之海(食欲减退、作胀)。

2.宜和降(泛恶、呕吐、嗳气、呃逆、中脘疼痛)。

中医讲的脾胃与西医讲的消化系统不完全一样。中医对脾胃的功能认识比较宽泛。中医讲的脾胃基本上涵盖了西医的消化系统,涉及西医消化系统讲的食管、贲门、胃、脾脏、胰腺、十二指肠等器官的功能。但是中西医系统的分法不同,中医的脾胃系统还包含了西医其他系统的一些问题,比如脾主四肢、肌肉,包含西医的运动系统相关内容。脾胃气虚容易乏力、嗜卧、易感冒,实质上包含了西医的免疫系统相关内容。

最为常见的误解是,中医没有胰腺这个脏腑,胰腺的功能基本被归属于脾胃里面了。糖尿病在西医看来与胰腺功能出现问题关系很大。有完全不懂中医的糖尿病患者,早期舌苔厚腻而白,中医认为脾虚湿盛比较明显,跟患者说是脾虚湿盛,患者就表示很不理解:"我这个脾是好的,是胰腺出了问题呀!"原因就是西医科普现在做得很多很透彻,老百姓普遍了解一点,但是对中医就不是很了解了,便产生了很多这样的误会。中医的脾与西医的脾说的不是一回事。

脾胃问题常见舌象表现主要如下。

脾胃问题常见舌象之一——中间陷下

【例一】

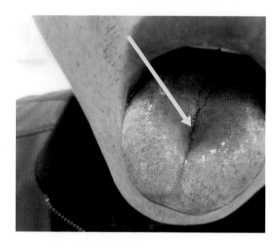

图 3.31

这是位老胃病患者,常年看消化科吃中药,稍微多吃,就胀满,稍微吃点凉的就腹泻,稍微饿着就胃疼。时间长了久病及肾,性功能也不好了,来男科调理。你看患者舌中深深凹陷,凹陷中似乎还有瘀斑(图3.31),是中医讲的典型的久病多瘀、久病及肾。

舌中主脾胃,脾胃问题最常见的征象就是舌中陷下。病程越长,程度越重,相应的陷下程度也比较重。

【例二】

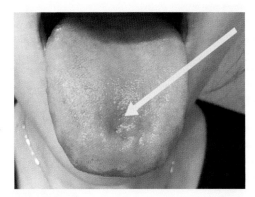

图 3.32

　　这是一位年轻女性患者,素体脾胃虚弱,经常嗳气,吃多了或者吃得太荤就食管反流(图 3.32)。

【例三】

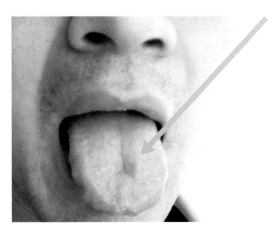

图 3.33

　　这位患者是列车司机,饮食不是特别规律,岁数不大,肠胃不好,稍微吃多就胀,感觉不消化(图 3.33)。

【例四】

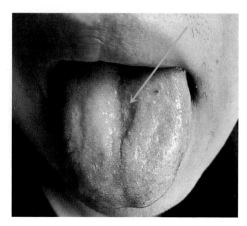

图 3.34

　　这位也是我的老患者,四十多岁,每天都拉肚子,让他去查查胃镜肠镜,他也不愿意,中药效果时好时坏。看到舌头后面有一个明显的凹陷了吧(图 3.34)。

　　类似情况很多,见图 3.35 至图 3.41。

【例五】

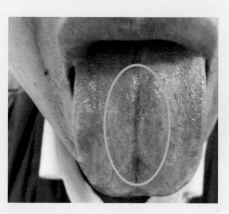

图 3.35

【例六】

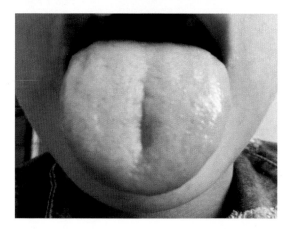

图 3.36

【例七】

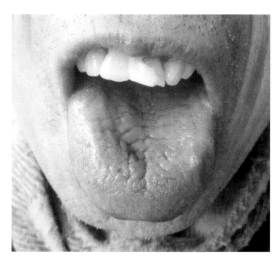

图 3.37

【例八】

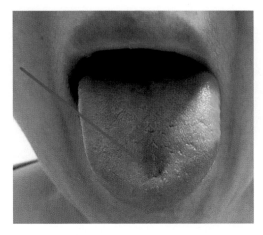

图 3.38

【例九】

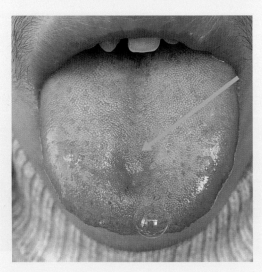

图 3.39

【例十】

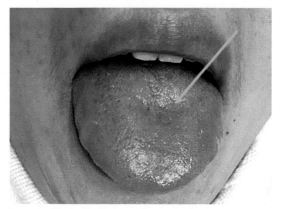

图 3.40

【例十一】

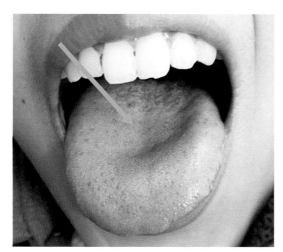

图 3.41

上面举的例子都有消化道的症状,但是又不完全一样。

有的有反流症状,可能伴有贲门松弛,如图 3.38 和图 3.39,凹陷位置也比较靠前。对应图 3.42 中①所示部位。

有的单纯胃的症状比较明显,比如图 3.40 凹陷的位置正好也在脾胃分区的中间。对应图 3.42 中②所示部位。

有的既有胃的症状,还有肠的症状,腹泻比较明显,如图 3.41 凹陷的位置也比较靠后。对应图 3.42 中③所示部位。

其实舌象和各器官是基本可以做到对应的:前面对应食管和胃,中间对应胃和小肠,后面对应大肠(图 3.42)。

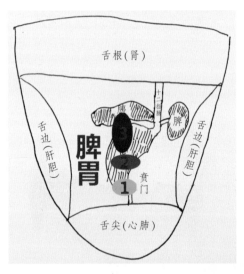

图 3.42

总　结 1

脾胃乃后天之本。脾胃功能不好的,先天肝肾难以得到充养,发展到后期常常兼有肝郁肾虚的症状,男性表现为性功能差,精液质量不高;女性表现为月经异常,难以怀孕,或者怀孕易流产。

脾胃问题常见舌象之二——中间裂纹

【例一】

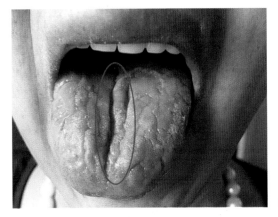

图 3.43

这位老太太 60 岁，让我看舌头，我一看舌头中间裂纹明显（图 3.43），就说她胃肠有大问题,问诊还偶有胃痛的症状,老胃病多年,经常自己服用抑酸药奥美拉唑,有时大便还发黑。我嘱咐患者不要随便对症治疗,容易掩盖病情,建议患者做胃镜检查,很可能是溃疡或肿瘤。于是患者就去做了胃镜,万幸的是十二指肠球部溃疡不是肿瘤。

【例二】

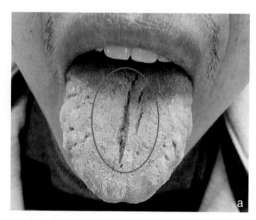

图 3.44

　　这位患者是来看男科病的,勃起功能不好。但是初看他的舌头,中间那么深的裂纹,舌苔也不干净(图 3.44a),我就觉得脾胃有大问题。他也吃不得凉东西,一吃又痛又拉。我建议患者回当地查胃镜,结果胃镜诊断也是溃疡——十二指肠霜斑样溃疡。

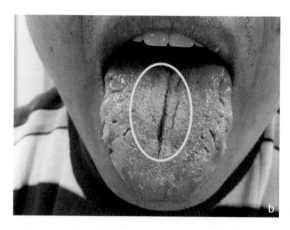

图 3.44

　　吃了 2 周药以后,看出变化了吗? 舌头红润了一些,舌苔也干净了一些(图 3.44b),关键是他自己感觉也好了很多。

【例三】

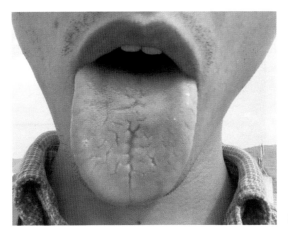

图 3.45

这位小伙子总也吃不胖,稍有风吹草动就拉肚子,属于先天脾胃虚弱的这种,看看这个舌头裂纹是不是都集中在中间的位置(图 3.45)。

类似情况还有很多,见图 3.46 至图 3.50。

【例四】

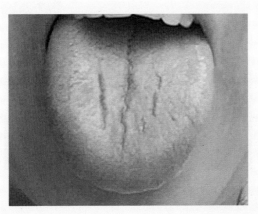

图 3.46

【例五】

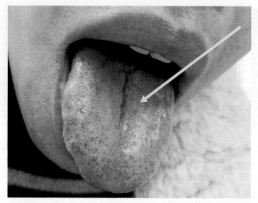

图 3.47

　　这是我省的一个科技干部,被派去援助西藏,肠胃总不好,总是拉肚子,有段时间还便血,甚是恐慌,做了肠镜,发现有许多结肠管状腺瘤。你看他的舌中间既有裂纹,也有轻度凹陷(图 3.47)。当然他舌尖也红,红点点很多,睡眠也不好。

【例六】

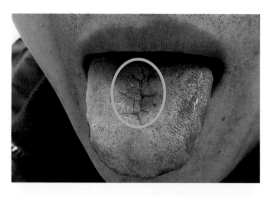

图 3.48

　　这位患者的舌裂纹伴有凹陷,舌苔也偏厚腻(图 3.48),吃饭容易腹胀。

【例七】

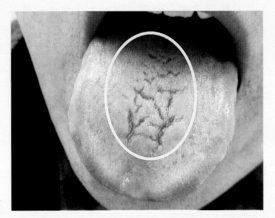

图 3.49

【例八】

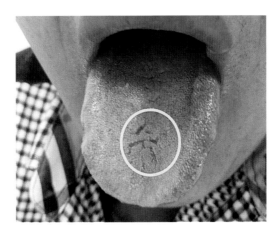

图 3.50

　　以上两例(图 3.49 和图 3.50)都是裂纹舌,都有凹陷,但程度轻重不同。总的来说,裂纹凹陷程度越重的,脾胃病的程度也越重,我给大家展示的都是特别典型、特别夸张的例子。还有像上图这个患者 (图 3.50),虽然程度不是特别重,但也要引起大家的注意,处方用药的时候,要考虑到他脾胃虚弱,顾护他的胃气,这是位前列腺炎患者,你看他舌根厚腻,主要是下焦湿阻的症状比较明显。

> **总　结2**
>
> 　　舌头上的裂纹或者凹陷一旦形成,多预示着病程较长,提示胃肠系统有实质损伤,想恢复原来平整的样子,基本不太可能。看到脾胃区域有裂纹或者凹陷,一则警示我们可能脾胃有问题,较深较夸张的裂纹要警惕溃疡;二则指导我们用药,要轻柔,顾护肠胃。

脾胃问题常见舌象之三——胖大齿痕(伸舌满口的感觉)

【例一】

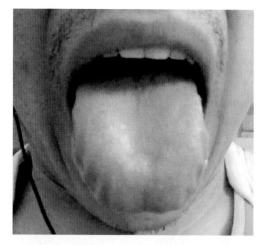

图3.51

　　这位是我的老患者,国家公务员,看看他的舌头胖大明显(图3.51)。他总不觉得饿,不像别人到了饭点就饿,他吃饭好像完成任务似的,到点去吃一点。关键是不怎么吃饭还发胖,两年胖一圈,感觉身体沉重,平日坐办公室懒得室外运动,一动就出汗。典型的纳谷不香、少气懒言、动则汗出。是不是典型的脾肺气虚的表现?《内经》讲,诸湿肿满皆属于脾。虽然我们说水液代谢以肺脾肾三脏为主,但是碰到这种舌体胖大、齿痕明显的,要首先考虑到水液代谢的枢纽——脾胃。

【例二】

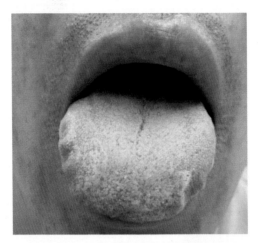

图 3.52

　　这位患者舌头胖大，舌边齿痕明显，舌苔也白腻（图 3.52）。是典型的脾虚湿盛的舌头。

【例三】

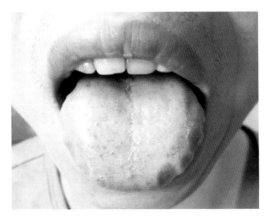

图 3.53

　　这位也是我的患者，胖大淡白的舌头，齿痕相当明显（图 3.53）。患者胃口不好，大便不成形，睡眠多梦。脾胃气虚的表现还是比较明显的。但是你看他的舌面有很多红点点。初诊时只用温药治疗，吃完后感觉胃不是特别舒服,后来寒热药并用,感觉好了。红点点是中医讲的点刺舌。该患者点刺分布在脾胃区域,虽然舌诊整体淡白,但是有红点预示局部有郁热,光用热药是不行的。寒热药并用是常法,仲景《伤寒杂病论》中的那几个泻心汤,运用到这里十分合适。

脾胃问题常见舌象之四——腻苔

【例一】

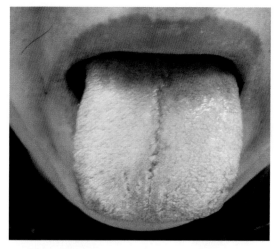

图 3.54

这位患者舌苔白厚腻(图 3.54),大便特别黏,怕冷,来看性功能问题,自述胃口还行。

这不是单纯的脾阳不足,肯定兼有肾阳不足。脾阳根于肾阳,两者常常合并存在的。

【例二】

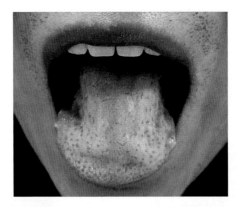

图 3.55

　　白腻的舌苔紧贴在舌面,还有很多红点点(图 3.55),这种也是比较难治的,遍求名医。其性功能不好,胃口也不好,夜间还盗汗明显。看这个舌头就知道患者是热不得,寒不得的。

【例三】

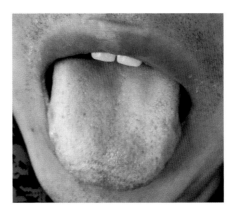

图 3.56

　　这个小伙子舌头黄腻,舌尖红点(图 3.56),晚上难以入睡,每天时不时地发烧,温度也不高,属于典型的湿热蕴结,缠绵难愈。黄腻明显的多有急性的炎症感染存在。

【例四】

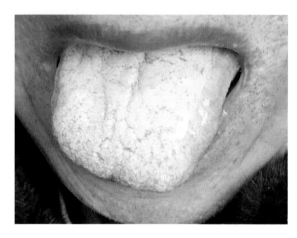

图 3.57

舌苔腻而黄厚(图 3.57),胃痛明显,胃炎急性期的可能性大。

【例五】

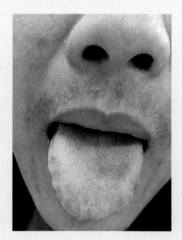

图 3.58

这位患者三十多岁,舌苔白腻,有齿痕(图 3.58),湿盛的表现很明显,但是看看他脸上的汗水也很明显;他从一楼挂完号,爬楼梯走上四楼就满头大汗。本质上还是肺脾气虚、气虚不固涩和无力运化的表现。

从脾病厚腻舌苔兼谈痰湿的治疗

中医学对痰饮的定义是：人体水液代谢障碍所形成的病理产物。

我把它通俗化：大意就是我们喝进去的水，吃进去的营养物质，身体代谢不了，产生了一种半成品，这种半成品反而对身体产生伤害。我们把这种半成品叫作痰饮。

那么为什么一会儿叫痰湿、一会儿叫痰饮、一会儿又叫水湿？

其实这里面是有学问的。中医是一门非常精细的学科，古代的医家早就发现了同样是半成品，同样是吃喝下去代谢不掉的东西，差别是很大的。它们的名称其实就是代号，代表着各自的特点，只是我们平时没有重视。

痰是指比较稠厚的，饮是指比较清稀的，水是指比饮更清稀的，湿则是讲一种弥散状态。

教科书上这么形容得很清楚，但是真地叫大家去区分什么是痰，什么是饮，什么是湿，估计很多人就分不清了。

其实舌苔就是一个很好的切入点，痰湿的主要舌象表现就是苔腻。

正所谓有一份湿邪，就有一份腻苔。

痰湿可能与寒相夹杂形成寒湿，也可能与热相搏结形成湿热。形成的舌苔主要是白腻和黄腻。

那么同样是腻苔，又有什么不一样呢？

这两位患者的舌象除了一黄一白，寒热的不同之外，有一个共同特点，就是舌苔都比较致密，颗粒细小、致密（图 3.59 和图 3.60）。

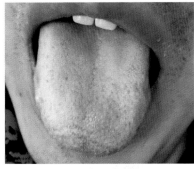
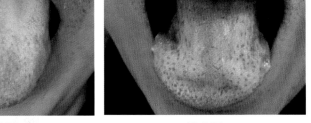

图 3.59   图 3.60

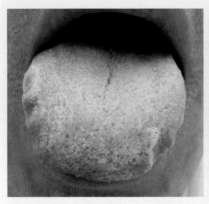
图 3.61

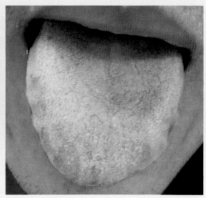
图 3.62

　　大家再看看这两位患者，同样是腻苔，颗粒就比较大而疏松（图 3.61 和图 3.62），不像上面那两位患者，舌苔紧贴在舌面。

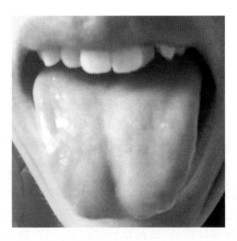
图 3.63

　　再看看这个舌苔，就像水一样，湿哒哒的，感觉要滴下来一样（图 3.63）。这位患者是我的老患者，之前觉得头晕、疲乏，一看舌头水嫩的，波光粼粼的水亮。我给他利小便，头晕的症状很快就消失了。

有了我给的这三组例子,大家再回头看看教科书上写的定义——痰:指比较稠厚的;饮:指比较清稀的;水:比饮更清稀的;湿:则是讲一种弥散状态——是不是有了比较直观的认识,很多时候中医不是抽象的,都是古人实实在在观察出来的,只是局限于以前资料留存的局限性,很多东西没有以好的方式直观展现给大家而已。

那么既然都是代谢半产品、代谢废物,为什么还要分的这么清楚?

这么分自然是有道理的。分类的目的是为了突出特点,突出特点的目的是为了有针对性地治疗,为了更好地服务于临床治病。

当今社会人们熬夜多,吃的多,吃的杂,运动少,代谢能力下降,痰饮病是很多的。

痰饮病的治疗方法,归纳起来总共有那么几种。

——仲景《伤寒杂病论》提的总原则:病痰饮者当以温药和之。

——金元时期的张子和写的《儒门事亲》补充了仲景的原则:饮虽为阴邪,停积日久,也可化热,或与热合,而为热饮,不可拘于"温药和之"。

——后世医家说:治湿不利小便,非其治也。

——李东垣写《脾胃论》在发挥《内经》"风胜湿"的理论基础上说:诸风药皆是风能胜湿也,及诸甘温药亦可。实际就是提出,治疗湿邪,可以适当选用风药的理念,东垣本人就特别喜欢使用风药,很多处方都有防风、羌活、独活。

有了这几种方法,怎么运用到上面分的那几种情况中去呢?

1.对于舌苔比较致密的第一组图(图3.54至图3.56),属于痰的范畴,好比板结的土地,适当运用软坚散结的药物,挖挖地,松松土,祛除的效果很好,常用药比如:牡蛎、贝母。

2.舌胖多有水,除了利小便,还要补气,必重用黄芪。

3.风药祛湿效果确实不错,但是运用也有技巧。一则注意部位,上焦头面蔓荆子效果好,中焦脾胃防风首选,下焦白蒺藜还不错。同时不是什么情况都能用风药的,给的第二组图第二张(图3.58),除了舌苔白腻之外,还一头大汗,动则汗出,表虚不固情况比较明显,不可用风药,或者少用风药,风药多用耗气血。

厚腻舌苔的变薄或消退预示着病情的好转。

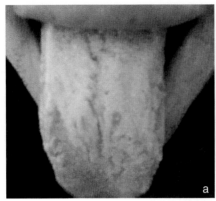
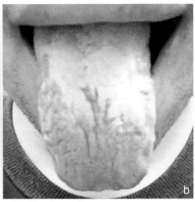
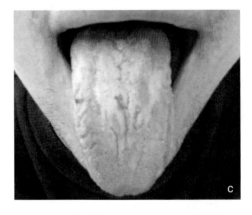

图 3.64

一周一诊,三周过后,厚腻舌苔褪去大半(图 3.64)。

总 结 3

　　舌苔厚腻、过度的堆积,多预示着脾胃气虚,我的理解是脾胃处于疲惫状态,战斗力下降,完成不了承接的任务,所以堆积了很多任务完成不了。至于什么原因引起的战斗力下降,可能是外感病、情志内伤的暂时干扰,比如感冒发烧的时候胃口变差,舌苔变厚很常见;也可能是饮食不节、久病劳伤以后脾胃功能的损伤。

脾胃问题常见舌象之五——剥脱苔、少苔、无苔

舌苔是很重要的,中医讲舌苔是胃气的标志——"有胃气则生,无胃气则死。"

什么是胃气:我认为,通俗地讲就是吃饭消化的能力(当然也包括脾运化的功能)。人类能活着运转,全靠吃进去的食物给身体提供能量。要是吃不下、消化不了那自然不能久活。

剥脱苔——舌面上部分舌苔剥脱,就好像墙上涂料有一块脱落下来一样。剥脱苔一般代表气阴两伤,通俗地讲就是胃气受损。

【例一】

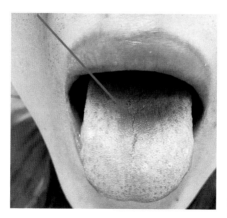

图 3.65

这位患者很有意思,舌苔就脱了中间一小块(图 3.65),问了问还确实是胃脘不适最为明显。

【例二】

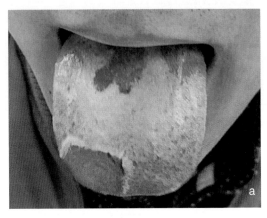

图 3.66

这位患者不想吃饭,少吃就饱,同时乏力明显。你看他有苔的部分还比较厚,厚腻(图 3.66a),说明体内痰浊未净,但是剥脱也很明显,说明气阴已伤,典型的正虚和邪实并存的状态。

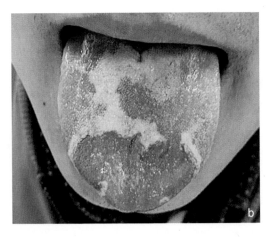

图 3.66

服药 1 周以后的舌象(图 3.66b)。

【例三】

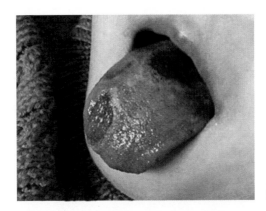

图 3.67

　　剥脱苔常常见于小朋友,因为小朋友脾胃功能虚弱,感冒发热生病的时候,经常容易出现这种舌苔剥脱的情况(图 3.67)。这时候一定要清淡饮食,顾护胃气,悉心照料,不然后天之本亏虚,成年后也体质差。

【例四】

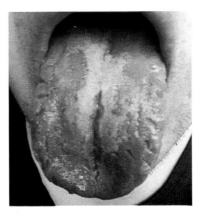

图 3.68

　　这个年轻小伙,舌既有裂纹还有剥脱(图 3.68),典型的脾胃虚弱的类型,自述总也吃不胖,容易拉肚子。

比剥脱程度更重的是少苔、无苔。剥脱苔往往说明脾胃气阴两伤，少苔、无苔往往就是脾胃大伤的表现。

【例五】

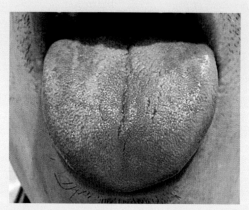

图 3.69

这位老年患者，主要来看前列腺问题，半夜总是起夜，导致睡眠不佳、胃口不好、小便无力，舌质较红，舌苔较少（图 3.69）。我开方的时候，患者特地交代年轻时候有过胃溃疡。

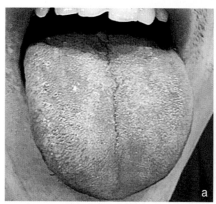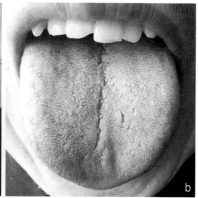

图 3.70

三诊过后,患者感觉很好,无论是胃口还是小便和睡眠都有很大改善。你再看看他的舌头,与初诊时候对比,是不是无论舌质还是舌苔都有明显改善(图 3.70b)。正常健康的舌头就应该像三诊之后这样,舌质淡红,舌苔在舌面均匀分布,每个位置都有,厚薄适中,没有过度的堆积,也没有局部的剥脱。

剥脱苔是容易纠正的,而无苔就没有那么容易纠正了。

【例六】

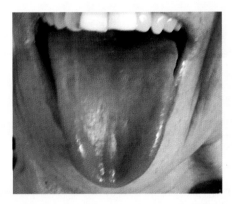

图 3.71

看看这位老年女性患者,是消化科的一位住院患者,没有食欲,胃纳差。一伸舌就看到舌质红,光面无苔(图 3.71)。后来胃镜证实是胃癌早期病变。

【例七】

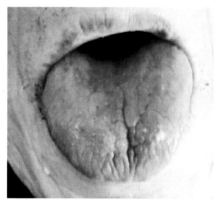

图 3.72

这位患者同样是胃纳差,还伴有上腹部疼。舌苔呈樱桃红,光面无苔,中间还有裂纹(图3.72),这也是确诊的胃癌患者,这位患者就比较重,伴有转移。

总 结

一定要警惕舌红无苔的舌头,没有舌苔就是没有胃气。舌表面和口腔黏膜与胃肠相通,都是消化道黏膜。舌表面菌群变化,其实反映的是整个消化道的菌群情况,你们觉得呢?

剥脱苔、少苔、无苔都代表脾胃阴损伤,通俗地讲就是用来消化代谢的物质基础受到损伤。如果把消化系统比作一台机器,脾胃阴伤代表机器的零部件有损坏,而且程度一个比一个重,等到无苔的时候,机器基本就报废了,运转不起来了。

舌苔的多少对于疾病预后的判断有着重要预示作用,年高、舌红、苔少,多预后不良。

三、心肺

【心】

1.心主血脉(血液运行的障碍,胸痛、手臂酸麻,脉细弱结代)。

2.司君火(心火旺则心烦发狂,心火衰则阳气内郁,心痛面色薄)。

3.藏神(血虚则神不安,心悸,失眠健忘,热邪侵扰则神昏谵语)。

4.汗为心液(心气虚则多汗)。

【肺】

1.肺主气(气虚为呼吸短促,音低,气壅为喘呼、胸闷)。

2.司肃降(气逆为咳嗽、气喘)。

3.肺主皮毛(皮毛开泄则多汗易感冒)。

4.水之上源(肺闭则小便不通,提壶揭盖法)。

5.开窍于鼻(病则不闻香臭,流涕、鼻渊)。

中医所言脏腑的心功能主要集中在两大块:一块主要集中在西医讲的循环系统,血液运行方面和心脏本身的一些疾患;另一块包括失眠、健忘以及神志异常等,中医统称为"神",尤其是这个神志异常。现代西医学认为是脑部出了问题,中医学其实是把西医学中脑部的功能划分到了心的所属里面,因而中医学的心其实是讲的西医学中脑的部分功能和心脏实质器官的功能,两者有重叠,又有区别,只是划分的不同,并没有对错之分。有些人学习了现代西医学以后觉得中医把神志的一些问题归属到心的范畴觉得很可笑,但是真正从事西医专科的医生反而不这么觉得。前年有幸在心胸外科学习,胸外科的西医主任提醒我注意观察,发现很多做开胸换瓣膜手术的及心脏搭桥手术的患者,很容易出现下面两个症状:①大汗不止,动则汗浸全身;②刚做完手术的前几天,神志不正常,打人毁物,不辨亲疏,时而学猪羊狗叫,时而又无端骂人。是不是很典型的汗为心液,心藏神的佐证。

心肺问题舌象表现主要有以下几方面。

心肺问题舌象表现之一——舌尖发红或红点

【例一】

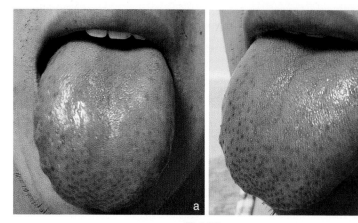

图 3.73

　　这是一位年轻的患者,舌尖及两边遍布红点(图 3.73)。舌尖属心肺,其实除了外感的时候,大部分时候舌尖属心。中医讲心藏神,舌尖红点表示心经有热,最常见的临床表现是睡眠不佳。问诊睡眠一定要仔细,舌尖红的患者一般睡眠都有问题,要么入睡迟,要么多梦质量差,要么容易早醒。

【例二】

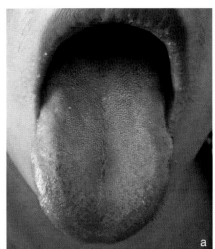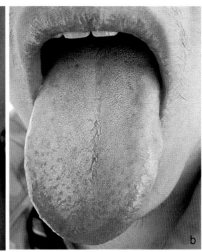

图 3.74

　　这位小伙子二十多岁,长期晚睡,整体舌质就偏红,舌尖特别红,呈绛红色。他睡眠质量还可以,但是睡得晚,也会出现这种情况。每天睡眠七八个小时,但晚上 10 点前入睡与凌晨 1 点以后入睡是有千差万别的。我们提倡睡子时觉,一定要十一点前入睡。

　　小伙子在我的劝说下,慢慢开始早睡,虚火慢慢熄灭,红红的舌质慢慢褪去,舌尖的红退起来比较慢的。顺便温习一下肝胆舌的内容,你们看出了他的舌两边有点突出吗?患者体型肥胖,脂肪肝明显。

【例三】

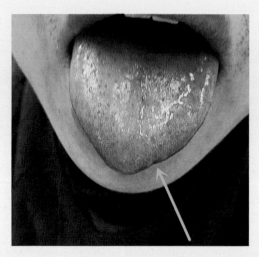

图 3.75

患者舌尖尖红明显，心烦多梦，睡眠不佳。

【例四】

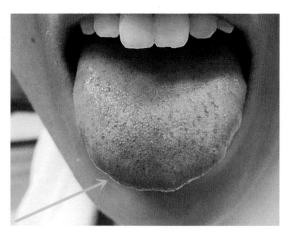

图 3.76

患者舌尖红，入睡晚。

【例五】

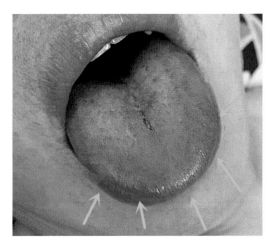

图 3.77

　　这位患者也是生活习惯不好,长期熬夜,舌尖很红,然而正中有个裂纹(图 3.77),脾胃也有点问题。

【例六】

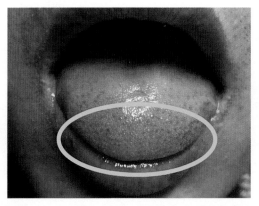

图 3.78

　　患者睡眠多梦,急躁,总是发无名火,心肝火旺的表现(图 3.78)。

【例七】

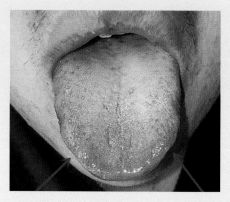

图 3.79

　　患者长期晚睡熬夜,舌尖及两边都红,心肝阴虚火旺(图 3.79),西医来讲,这种生活习惯容易导致免疫系统紊乱,口腔溃疡反复发作,容易长湿疹,这位患者就是一个反复口腔溃疡的患者。《内经·病机十九条》讲"诸痛痒疮,皆属于心",想来也是十分有道理的。各种内伤导致的疼痛,甚至疼痛伴有痒的,很多都属于心火重,比如我刚刚说的口腔溃疡和湿疹。

【例八】

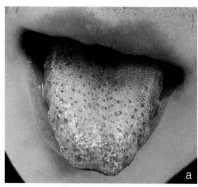
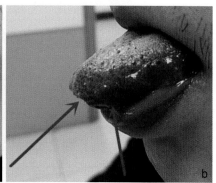

图 3.80

长期熬夜的人常表现为心肝阴虚火旺,舌尖及两边红(或红色点刺,图 3.80),如果饮食习惯也不是很好,喜食肥甘厚味和烤炙食品的,多还伴有中间舌苔的厚腻。

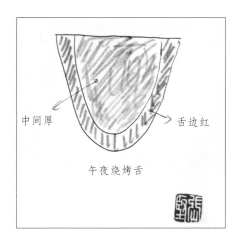

中间厚　　　　舌边红

午夜烧烤舌

图 3.81

这种舌常见于年轻人,夜生活比较多,睡觉习惯不好,夜里还喜欢吃烧烤,所以我给这种舌,取个名字叫:午夜烧烤舌(图 3.81)。

【例九】

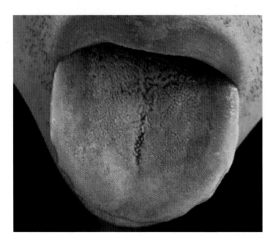

图 3.82

　　这个舌苔相对比较典型,舌尖及两边无苔,中间苔稍厚,属心肝阴虚,夹有湿的典型(图 3.82)。

【例十】

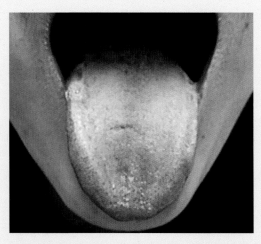

图 3.83

　　舌尖及舌边红,中间及后面苔白腻,属午夜烧烤舌的轻症。

【例十一】

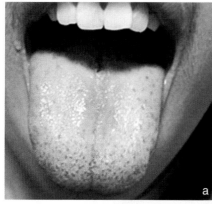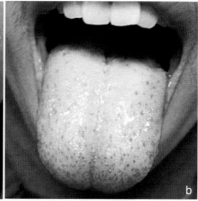

图 3.84

这个小伙子上高三,即将参加高考,学业压力比较大,每天睡不好。看他的舌尖红点满布(图 3.84)。同时缺乏运动,素体脾胃功能不强,稍吃多就食积腹胀。看舌中苔厚腻发灰,稍用点药就有改善。

【例十二】

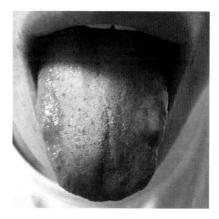

图 3.85

患者舌尖及两边红,苔微腻(图 3.85)。这也是一位高三学生,这种现象在面临巨大升学压力的高三学生群体中非常常见,一定要保证学生早睡及充足的睡眠。

心肺问题舌象表现之二——舌尖紫

【例一】

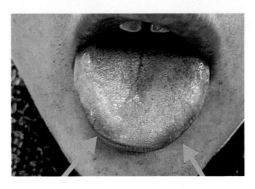

图 3.86

　　该患者四十多岁,抽烟喝酒不良习惯均有,形体偏胖,常有胸痛、胸闷,期前收缩明显,舌尖紫斑明显(图 3.86,箭头所指),基本可以肯定是心脏血管问题。虽然很多冠心病早期不是血瘀为主,很多心肌梗死患者的舌头看上去也可能不是紫的,早期大多以痰湿为主要表现,但是一旦看到瘀斑、瘀点,基本上是血运不好,血管有堵塞的可能性较大。

【例二】

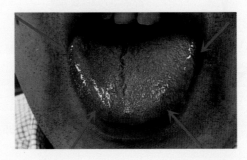

图 3.87

　　这位中年患者是已经确诊的冠心病患者,看他舌质多瘀斑、瘀点(图 3.87)。全舌紫暗有时与瘀斑、瘀点还是有所区别的。

【例三】

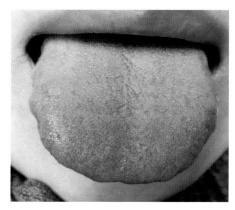

图 3.88

外感风热的时候舌头尖也会红,属肺经风热(图 3.88)。

肺的问题,较难在舌象上有特异性表现,往往要结合具体的症状,才能定位到肺,但是根据总论的舌象来辨证论治是没有问题的,故而不特别列举。

四、肾(附膀胱)

1.肾主藏精(男子生殖系统、精冷、无子)。

2.肾为水脏(水液代谢的下源,水肿)。

3.主作强、技巧(腰酸,腰脊不能举)。

4.主纳气(喘促,呼多吸少)。

5.主骨髓(骨痿行走无力,齿为骨之余;脑为髓海,头晕脑鸣)。

6.开窍于耳及前后二阴(耳鸣耳聋,五更泄泻、遗尿、尿频)。

7.其华在发(发脱)。

8.腰为肾府(阴虚为腰酸,阳虚为腰背冷)。

9.主蛰藏(遗精、遗尿,女子崩漏、滑胎)。

10.为先天之本(小儿体弱多病多为先天不足)。

【膀胱】

1.水府:①不利则为癃;②不约为遗尿,频数,余沥不尽;③有热为尿赤,尿血,尿道涩痛。

2.气化能出(肾虚气化不及,为小便不利)。

中医讲脏腑肾与西医讲的肾器官区别还是比较大的。中医的肾脏功能主要包含性功能和生育等问题,涉及生殖系统:下丘脑-垂体-性腺轴及附属性腺的功能,以及西医讲的血液、免疫系统的一些功能,西医讲的泌尿系统的肾功能基本都归属于中医讲的膀胱脏腑的功能了。同时中医认为肾为先天之本,基本奠定了一个人身体状态的根本基调。如果把人比作一棵树的话,肾就是树的根,根的作用是巨大而广泛的。从细节方面来看,中医肾的功能涉及人体的方方面面:大小便、五官科的耳朵、头发、脊柱、呼吸、水液代谢。

肾及膀胱问题舌象表现主要有以下两个方面。

肾及膀胱问题舌象表现之一——舌根积聚腻苔

【例一】

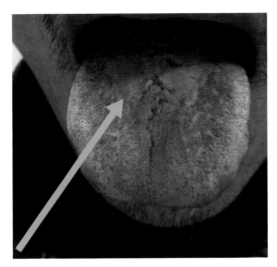

图 3.89

这种情况在男科和妇科都非常常见,很多人舌头一伸,便可看到很明显的特征——舌根异常堆积腻苔(图 3.89)。腻苔主湿,多为下焦有湿的表现。现在人们久坐办公室的特别多,缺乏运动,下焦盆底血液循环不畅,慢性炎症、积聚湿热的也特别多。男科以慢性前列腺炎、妇科以慢性盆腔炎为代表。湿邪在下焦的表现主要为坠胀感、分泌物与排泄物的秽浊。

【例二】

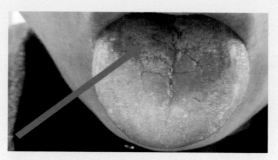

图 3.90

　　这类男患者(图 3.90)常有前阴(阴囊)、后阴(肛门)潮湿、瘙痒症状,以及前阴、后阴之间的会阴坠胀的感觉。

【例三】

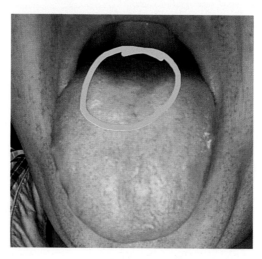

图 3.91

　　前列腺炎患者除了前面讲的潮湿、瘙痒和坠胀的感觉外,还经常出现小便症状:尿频、尿急、尿不尽。看到这样的舌头(图 3.91),要结合问诊,一定要问小便症状。

【例四】

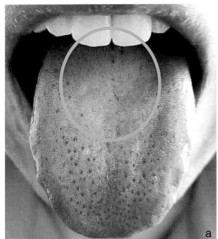
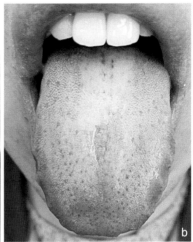

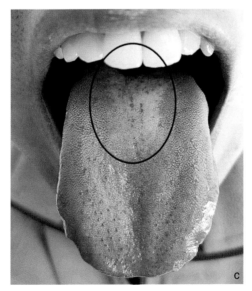

图 3.92

这位患者也是一个典型的前列腺炎患者,阴囊潮湿明显,会阴睾丸坠胀,还经常有遗精。其舌根黄腻苔积聚比较明显(当然他舌尖红点也明显,图3.92a)。一诊过后,黄腻苔变白,范围稍有缩小,潮湿感明显减轻,遗精也减少(图3.92b);二诊过后,舌根腻苔的范围明显缩小,初诊时候的症状基本都消失了,舌尖的红也淡了很多(图3.92c)。这里推荐一个我们男科常用来治疗下焦湿热的四妙丸:牛膝、薏苡仁、黄柏、苍术。

【例五】

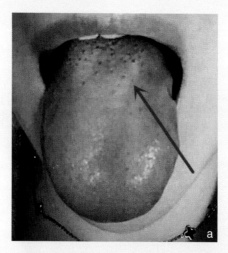

图 3.93(待续)

这位女性患者舌根黄腻(图3.93a),要问白带分泌物如何,一般舌根厚腻的患者白带也常有问题,这位患者就是豆腐渣样黄带,常常还有腹痛隐隐的症状。

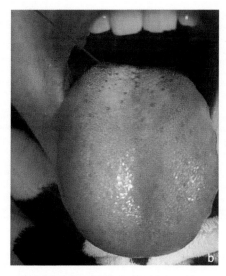

图 3.93(续)

　　二诊过后,好了很多(图 3.93b)。与男性慢性前列腺炎一样,想没有临床症状不难,但是想完全祛除病根,舌苔看上去完全正常好像不太可能。

【例六】

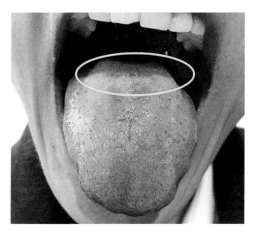

图 3.94

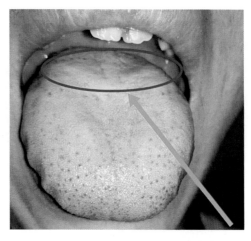

图 3.95

　　上面这两位患者，舌根黄腻，舌尖红点也很明显（图 3.94 和图 3.95）。前列腺和精囊腺紧邻，两者关系密切，前列腺炎会累及精囊，引起精囊炎，导致频繁遗精。这类遗精患者，要适当清利下焦湿热，不可一味地固涩，只会越固越糟糕。

【例七】

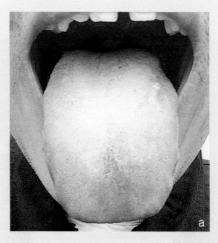

a　　图 3.96（待续）

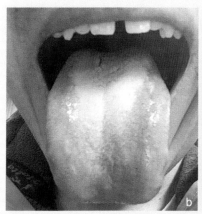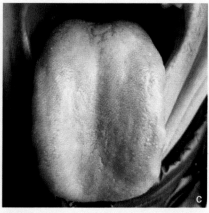

图 3.96(续)

看舌苔变化的趋势,来衡量治疗的效果(图 3.96)。

肾及膀胱问题舌象表现之二——舌质苍白而老

【例一】

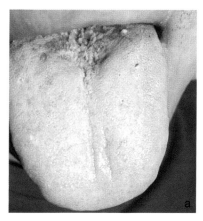

图 3.97(待续)

这位患者舌质苍白而老(图 3.97a),平素恶寒怕冷,就诊主要是来看不育的。患者精液稀薄,精子活力差,当然性功能也比较差,是典型的阳虚患者。肾藏精主生殖,肾阳又叫元阳,能够温煦形体,肾阳不足,会出现畏寒肢冷,这与外感表证的恶寒是有区别的:恶寒是突然发生的体温升高感到冷,畏寒是一种长期存在的状态,总是比一般人要多穿点衣服。

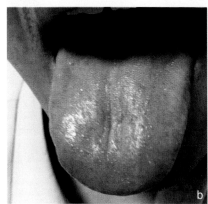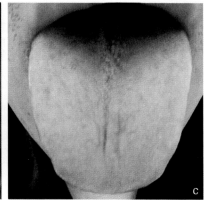

图 3.97(续)

这位患者在别处就诊治疗后,舌头红了一段时间(图 3.97b)。我看之前的处方用了大量的附子、细辛、肉桂,结果药一停,情况变得更差。

对于这种苍白而淡的舌头(图 3.97c),大多是气血虚或者阳虚,一般需要问问患者是否怕冷,两者均会有怕冷症状,但是阳虚患者更为明显。阳虚患者性功能一般也比较差,也可供参考。对于阳虚或者气血虚的患者我们一般采取补阳的方法。

总　结 1

　　《医学发明》在立论虚损治法时，有一段话写的很贴切："气化精生，味和形长。无阴则阳无以化，当以味补肾真阴之虚……阴本既固，阳气自生，化成精髓。若相火阳精不足，宜用辛温之补；但与辛热之药不同，辛热药只能治寒甚之病，非补肾（阳）精。"这段话除了说明阴阳互根为用的道理，再者说的就是补阳和温阳的区别应用了。对于辨证属于肾阳虚证（腰膝酸冷、性欲低下、遗精尿频、勃起功能不好、五更泄泻、舌淡胖苔白，脉沉弱等），要多选用仙茅、仙灵脾、鹿茸、海狗肾、杜仲、巴戟天等补阳药，而少用附子、肉桂、细辛、干姜等温阳药。（附子、肉桂、干姜之类，药性温没有明显滋补作用，我们称为温阳药，多用来治疗寒证，而不是虚证。因为虚寒经常夹杂，所以两者经常相伍为用，但是区别还是很明显的。）

总　结 2

　　"少火生气，壮火食气"，就是辨证属于肾阳不足，也不可大剂量应用补阳药和温阳药，要平和补阳，兼用填肾精的药，缓缓生气，这样才能持久。

【例二】

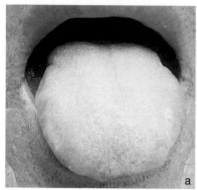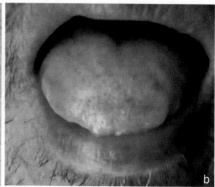

图 3.98

　　老年人肾阳不足,常见畏寒怕冷,穿很多衣服,小便清长,尿频、尿急、夜尿频多。经典的方子——缩泉丸和金匮肾气丸都是不错的选择,关键在于缓缓地温补肾阳。

【例三】

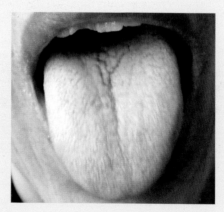

图 3.99

　　老年人舌质淡白而苍老,冰霜一般(图 3.99),畏寒而怕冷,常有小便清长,夜尿频多的现象。

【例四】

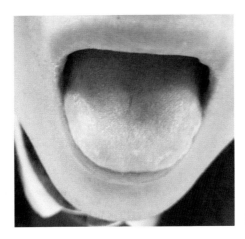

图 3.100

　　这个小伙子是来看勃起功能障碍的。前面论肝舌的时候已经说了，现在阳痿病因为阳虚的很少，切不可滥用壮阳药。但是偶尔碰到这种淡淡的舌头(图 3.100)，典型阳虚不足的，就真的需要壮阳药了。

总　结3

　　阳痿和弱精因于阳虚的患者，都可以选用壮阳药，但是温燥药物容易耗伤精血，肾阳发挥作用必须以肾精作为物质基础，使用这类药物要配伍补精血的药物，不然容易火起锅干。临床常见部分阳痿患者，初用壮阳药显效明显，但是过不多久又败下阵来，就是这个原因，没有兼顾精血不足的情况。对于这类患者治疗既要锅下添火，又要锅中加水。尽量多选用既能温补肾阳，又能补益精血的药物，就是我们常说的血肉有情之品——鹿茸、紫河车、海马、海狗肾等。

索　引

A

嗳气　55,57

凹陷　7,58,62,66-68

B

白带　29,98

白蒺藜　35,54,75

白腻苔　3,13

剥脱苔　8,40,54,77,79-82

勃起功能障碍　45,105

不育　102

C

川芎　35,54

D

淡舌　21

当归　54

盗汗　40,71

点刺舌　22,70

独处藏奸理论　26

F

风药　75

腐腻苔　2

附子　21

G

肝癌　31,36

肝风内动　21

肝肾阴虚　21,40

肝血瘀滞　43

肝炎　38

肝郁　35,48,52-54,62

肝郁阳痿　35,105

冠心病　92

H

寒热夹杂　23

厚腻苔　11,12

化湿　14

黄芩　23

黄连　23

活血化瘀　17,49

J

焦虑　40,48,49

结石　39

金匮肾气丸　104

津液荣枯　25

津液受损　25

静脉怒张　50

K

口腔溃疡　88

溃疡　30,47,54,63,68,80,88

L

老舌　22

利湿　11

裂纹舌　8,9,46,67

六味地黄丸　14

M

芒刺舌　22

N

脑梗死　21

脑卒中　21

嫩舌　22

腻苔　12-14,29,70,95,98

尿毒症　3,40

尿急　96,104

尿频　94,96,104

P

脾胃虚弱　10,11,35,57,65,67,
　　　　　79

脾虚　13,23,35,55,69

脾虚寒证　23

脾虚湿盛　55,69

Q

气血两虚　20

气阴两虚　8

前列腺炎　28,67,96,99

青紫舌　17

R

染苔　1

肉桂　21,54,102

S

芍药　53

少苔　8,40,77

舌色　7

舌神　7

舌苔　1,8,11-15,21,24,64,70,
　　　73

舌下静脉　17,46-51

舌形态　7

身痛逐瘀汤　17,48

肾衰竭　40

湿热　13,29,54,71,95,98

湿邪　25,54,73,95

湿疹　88

湿浊难治　14

湿浊内盛　12

湿阻　14,55,67

实寒　7

实热　7

实证　22

疏肝　35,52

四物汤　45

酸枣仁　54

缩泉丸　104

T

痰湿　11,13,73,92

痰饮　12,73

痰瘀互结　19,45

痰浊内阻　40

糖尿病　14,55

W

歪斜舌　21

外感风热　93

胃癌　8,81,82

胃溃疡　80

胃气　8,55,67,76,80

胃脘不适　77

胃炎　32,72

胃阴损伤　82

温中止呕　52

无苔　8,40–42,77,80,90

吴茱萸汤　52

X

香附　35,54

消化道溃疡　30

泻心汤　23,70

心火亢盛　22

心脏病　15

虚寒　7,23,103

虚热　7

虚证　22,103

Y

阳虚　7,20

遗精　36,98

阴虚　7,8,14,21,35,40,53,88,
　　　94

茵陈　54

瘀斑　16,43,54,92

瘀点　17,43,54,92

郁热　24,53,70

越鞠丸　50

Z

燥湿　11

栀子豉汤　53

脂肪肝　37,85

中风　21

助阳止泻　52

壮阳药　105

滋阴　14